Hermann Glaser

Alte und neue Hausmittel zur äußeren Anwendung

Methoden – Indikationen – Tipps

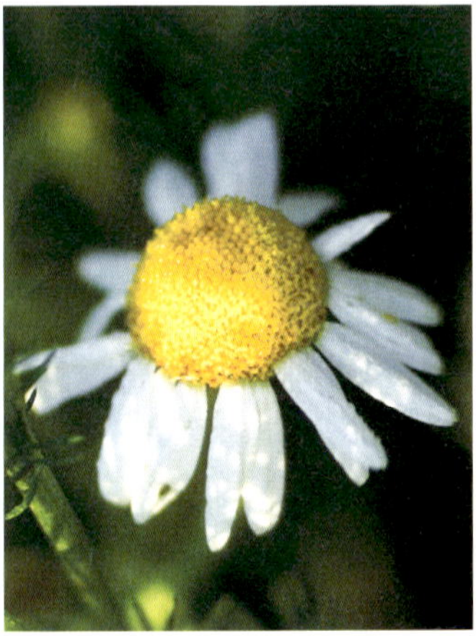

Hinweis: Die in diesem Werk gegebenen Empfehlungen hinsichtlich der Indikation, Dosierung und Anwendung basieren auf Erfahrungswerten, die in jahrzehntelanger pflegerisch-therapeutischer Arbeit in Klinik und häuslicher Gesundheitspflege gewonnen wurden. Der Autor hat größte Sorgfalt bei den therapeutischen Angaben walten lassen. Zusätzlich wurde das Werk einer Prüfung durch Experten unterzogen. Dies entbindet denjenigen, der die beschriebenen Hausmittel anwendet, jedoch nicht von der Notwendigkeit, die Anwendungen den individuellen Gegebenheiten anzupassen und die Wirkung aufmerksam zu beobachten, um daraus eigene Schlüsse für den Fortgang der Behandlung zu ziehen. Wer auf diese Weise eine Mitverantwortung für den Heilungsprozess übernimmt, tritt mithilfe dieses Handbuchs in einen Lernprozess ein – learning by doing – und wird so die befriedigende Erfahrung machen, dass er die beschriebenen Hausmittel immer kompetenter einsetzen kann. Der Dialog mit Pflegeexperten, Ärzten und Apothekern, die diese Methoden als wirkungsvoll ansehen und daher von ihrer Berechtigung überzeugt sind, wird darüber hinaus hilfreich sein und diesen Lernprozess weiter fördern.

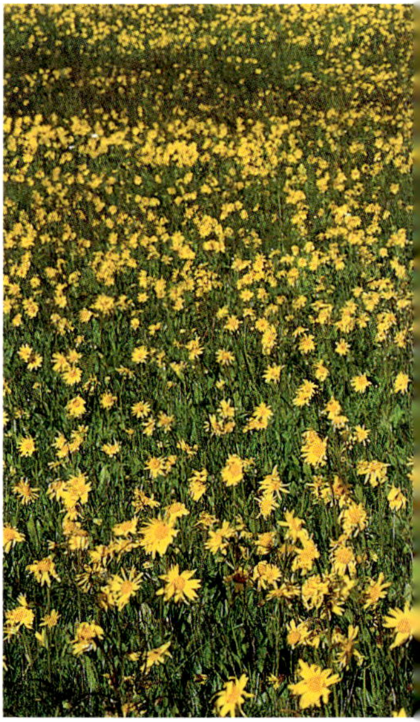

Zur Illustration dieses Ratgebers wurden Heilpflanzenfotos nach künstlerischen Gesichtspunkten ausgewählt, so dass nicht immer ein unmittelbarer Zusammenhang zum Text besteht. Sie sollen vielmehr einladen, sich auf einen visuellen Spaziergang durch die heilsame Welt der farbenfrohen Natur zu begeben und sich dabei inspirieren zu lassen.

Hermann Glaser

Alte und neue Hausmittel zur äußeren Anwendung

Methoden – Indikationen – Tipps

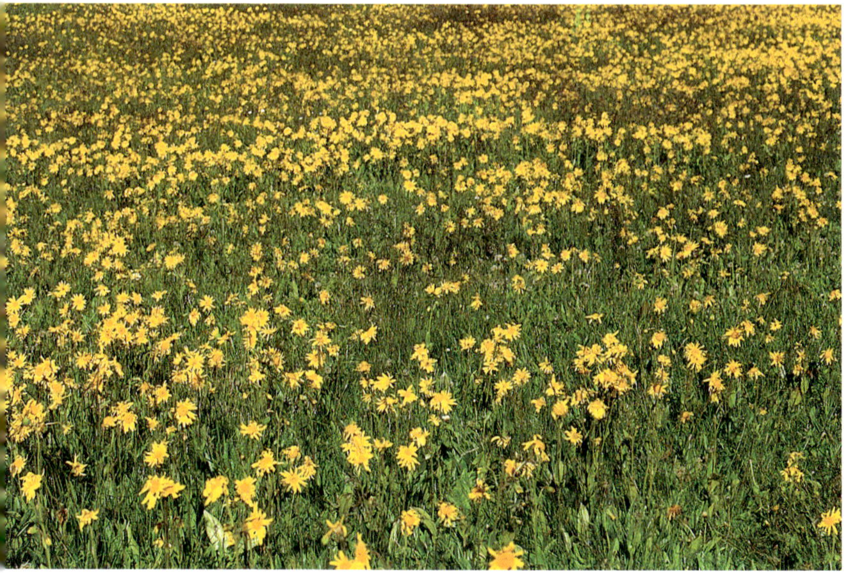

GESUNDHEITSPFLEGE initiativ

Von Hermann Glaser außerdem bei GESUNDHEITSPFLEGE initiativ erschienen:

Die Rhythmischen Einreibungen nach Wegman/Hauschka

Menschengemäße Berührung pflegen

Broschur, 80 Seiten
ISBN 978-3-932161-28-5

Was Sie hier entdecken können, sind Gedanken über die Gestaltung einer lebendigen, ansprechenden Berührung. Wie fassen Sie Ihr Auto an, wenn Sie es auf Hochglanz polieren wollen, wie einen Menschen, dem Sie Wärme und Zuwendung vermitteln möchten? Mit dieser Frage treten wir ein in ein Reich von Qualitäten ... Diese Darstellung ist ein Versuch, das Bild einer Kunst der pflegenden Berührung zu entwerfen.

gemeinnützige Bildungsgesellschaft mbH Esslingen
Paracelsusstraße 33, D-73730 Esslingen
http: www.gesundheitspflege.de
http: www.maennerleben.com

Zweite, völlig überarbeitete Auflage 2008

Buchlayout + Satz: Schneiderdesign, Stuttgart
Herstellung: Druckerei Steinmeier, Nördlingen
Fotos: Mit freundlicher Genehmigung der Weleda AG, Schwäbisch Gmünd
Gedruckt auf umweltfreundlichem, chlorfrei gebleichten Papier

ISBN 978-3-932161-63-6

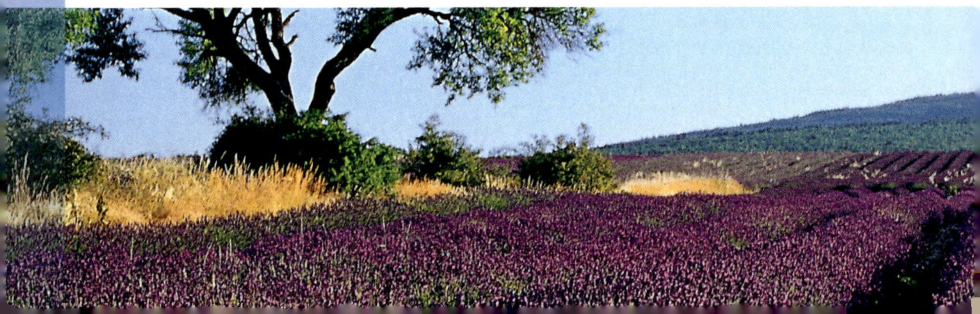

Inhalt

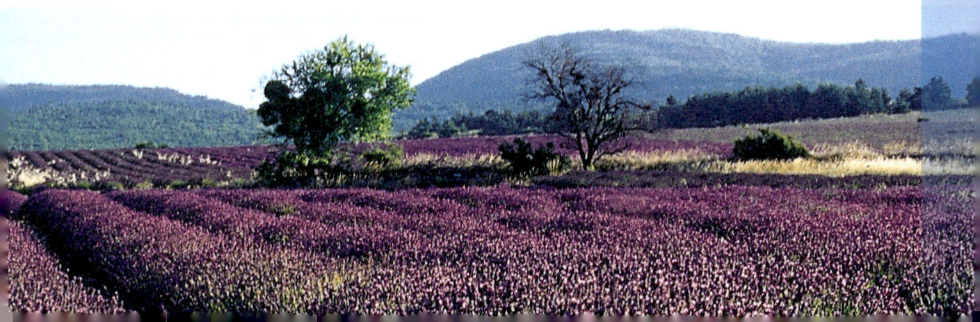

Einleitung

Hausmittel sind Naturheilmittel, die man bei leichten Befindlichkeitsstörungen und sogenannten Bagatellerkrankungen in eigener Initiative oder – etwa bei schwereren chronischen Erkrankungen – auf Verordnung des Arztes anwenden kann. In vielen Familien, besonders auf dem Land, wurden solche Hausmittel oft über Generationen hinweg weitergegeben. Allgemein gesprochen regen solche Maßnahmen die Selbstordnungskräfte des Organismus an, sie verbessern und stabilisieren vegetative, hormonelle und immunologische Vorgänge.

Vor langer Zeit gab es Kräuterkundige und Ärzte, die hellsehend, hellfühlend die Bedeutung verschiedener Heilpflanzen erkannten. Je mehr sich solche Fähigkeiten verloren, desto stärker konzentrierte man sich auf das Sammeln alter Überlieferungen. Immer wieder gab es Menschen, die die Erkenntnisse von früher prüfen und fälschlich veränderte Rezepte korrigieren wollten.

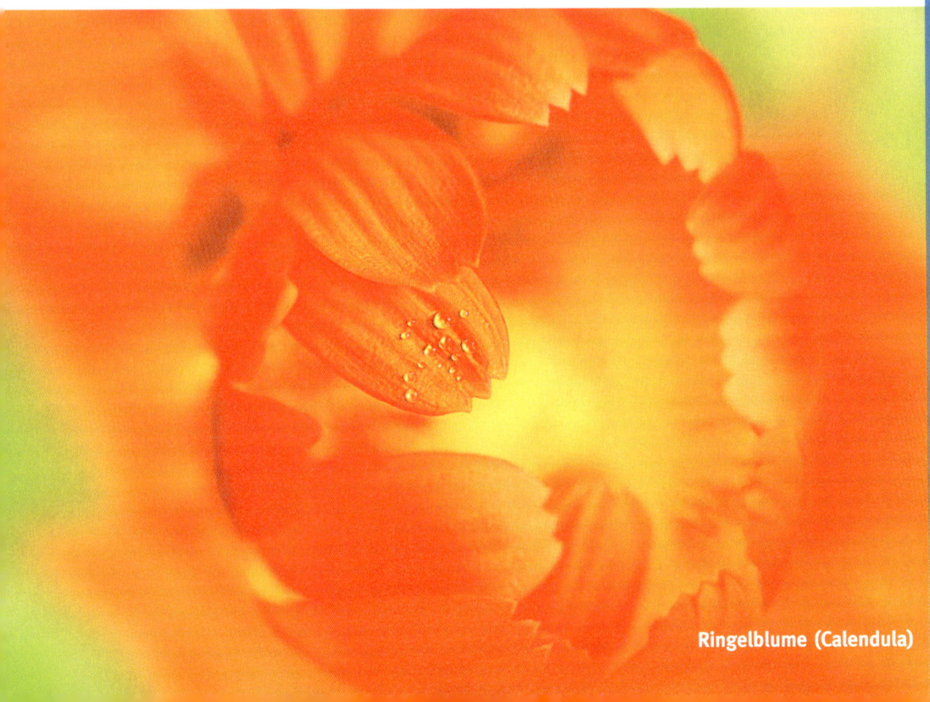

Ringelblume (Calendula)

Auch wenn die Mediziner unserer Tage am Höhepunkt ihrer Hoffnungen auf die Rettung durch die stoffliche Chemie angekommen zu sein scheinen, und die meisten Menschen den Sinn für die hilfreichen Naturschätze verloren haben, gibt es doch immer noch die Möglichkeit, sich dieser Weisheit wieder anzunähern. Allein der vertrauensvolle Umgang mit den Geschenken der Natur trägt schon eine die Gesundheit stützende Kraft in sich. Darüber hinaus kann es ein Ziel sein, neue Erkenntnisse im Hinblick auf die Heilkräfte unserer Erde und deren Zusammenhang mit der ganzen Sternenwelt zu entwickeln.

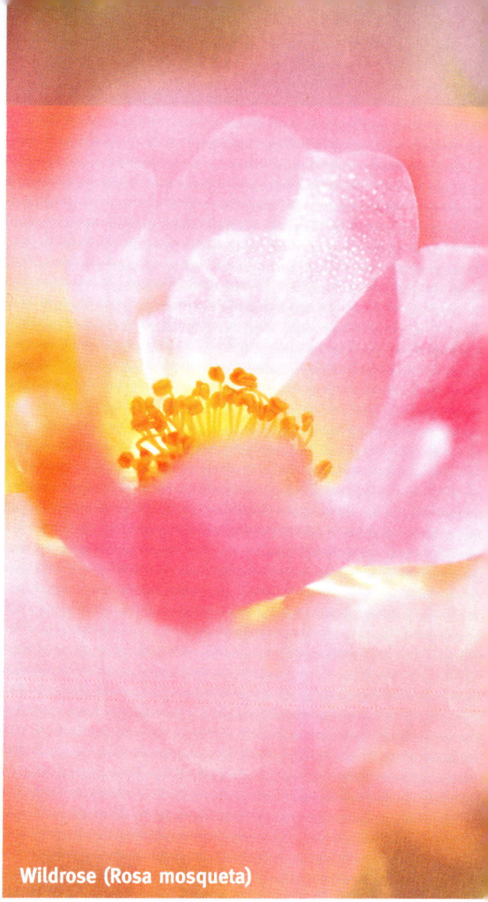

Wildrose (Rosa mosqueta)

Wenn man sich mit äußeren Anwendungen beschäftigt, findet man mit der Zeit eine nahezu unüberschaubare Fülle von Möglichkeiten. Die meisten wurden aus alter Tradition überliefert, einige wurden wiederentdeckt oder aus einer gewissen Erfahrung heraus neu entwickelt. Hier ist vor allem die anthroposophisch erweiterte Krankenpflege zu nennen. Das Streben der Pflegenden geht unter anderem dahin, ihre Patienten mit äußeren Anwendungen zu behandeln und dabei deren Wirkungsweisen immer genauer kennenzulernen, um sie schließlich ganz gezielt auf jede einzigartige Krankheitssituation abzustimmen.

Ein solches Buch kann Anregungen geben. Aber nur das Ausüben und selber Erleben, das Beobachten, Vergleichen und Bedenken der Wirkungen, das Gespräch mit den Kranken und mit gleichgesinnten Pflegenden kann uns zu modernen Heilkundigen heranwachsen lassen.
Ist man selbst unsicher bei der Wahl einer Anwendung, sollte man einen erfahrenen Arzt oder Pflegenden um Rat fragen, vor allem sollte man aber auch auf das Gespür des Kranken und seine momentanen Vorlieben vertrauen. Ein Wickel sollte sich stimmig anfühlen und nicht widerwillig ertragen werden müssen.

Durch die äußeren Anwendungen stellen sich eine Reihe allgemeinpositiver Wirkungen ein:

- Ruhepausen werden als Ausgleich zum Alltagsstress geschaffen. Man kommt zu sich selbst und löst sich von äußeren Verpflichtungen. So entstehen kräftigende schöpferische Pausen der Orientierung.

- Qualitäten, wie Muße und Geduld, werden gefördert.

- Der Krankheitsprozess wird durch Aufmerksamkeit und Zuwendung begleitet und unterstützt und nicht unterdrückt. Die Eigenverantwortung gegenüber der Erkrankung wird wachgerufen, der Mut zur Auseinandersetzung damit gestärkt.

- Neben der symptomatischen Hilfe, wie dem Lindern von Schmerzen, Fieber, Unruhe und Verspannung, werden die Abwehrkräfte aktiviert und die Selbstheilungskräfte unterstützt. Hier spielt die Regelmäßigkeit der Anwendung eine äußerst wichtige Rolle! Auch „greifen" die Maßnahmen am besten, wenn sie möglichst frühzeitig eingesetzt werden, zum Beispiel schon dann, wenn man gefroren hat, und nicht erst, wenn die Erkältung bereits da ist. Manche Erkrankung lässt sich dadurch verhindern.

⇢ Die Vermittlung von leiblicher und seelischer Wärme vermag körperliche Gesundungsvorgänge auszulösen, denn die Durchblutung wird angeregt und damit auch der Abtransport von Abbaustoffen und Bakteriengiften sowie die Ausscheidung von Urin und Schweiß. Eine Vertiefung und Beruhigung der Atmung stellt sich ein, außerdem seelisches Wohlbefinden, zum Beispiel ein Gefühl der Geborgenheit.

⇢ Die positiven Sinnesreize, zum Beispiel der Duft von ätherischen Ölen und die Berührung, ermöglichen eine vertrauensvolle Beziehung zwischen dem Kranken und seinem Pflegenden.

Das Vertrauen in die Kraft der durch liebevolle Zubereitung veredelten Substanzen und der Glaube an die Wirksamkeit solcher äußeren Anwendungen tragen einen wesentlichen Teil zur impulsierten Genesung bei.

In diesem Handbuch soll eine Auswahl äußerer Anwendungen vorgestellt werden, die für den Hausgebrauch mit möglichst einfachen und leicht zu beschaffenden Mitteln geeignet ist – ganz im Sinne des Apothekers Theodor Hahn (1824–1883): „Das Naturheilverfahren muss immer einfach und durchsichtig sein, damit es der ärmste und einfachste Mensch anwenden kann."

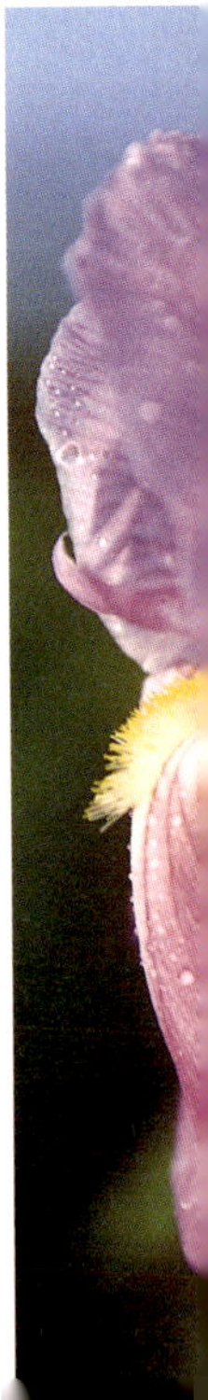

Ist die Erkrankung von heftigen Erscheinungen wie starkem Durchfall, steifem Nacken, starken akuten Schmerzen oder hohem Fieber begleitet, sollte unbedingt ein Arzt aufgesucht werden. Gleiches gilt, wenn bei zunächst unspektakulären Beschwerden diese immer wiederkehren oder lange und anhaltend bestehen bleiben.

Welchen Rahmen braucht eine äußere Anwendung?

Ein Verständnis des menschlichen Organismus als physikalisch und chemisch funktionierendes Gebilde wird heute immer mehr als mangelhaft erlebt. Man sucht danach, die alte Weisheit über die Bedeutung von Seele und Geist neu zu erfahren. Auch im Umgang mit äußeren Heilbehandlungen muss den Hintergründen allen Seins größte Beachtung geschenkt werden. Schon in der Gestaltung des Umfeldes sollte unseren seelisch-geistigen Kräften, den Quellen der Gesundheit, ein Raum des Wirkenkönnens eröffnet werden. Gewisse Vorbereitungen sollten getroffen werden in Bezug auf den Raum, in dem die Anwendung stattfinden soll, und den Kranken selbst.

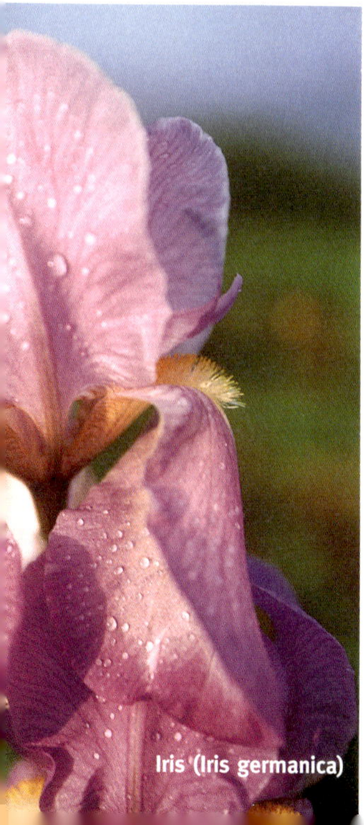
Iris (Iris germanica)

Der Raum

- Das Zimmer sollte vor Beginn der Anwendung frisch gelüftet und wieder warm sein.
- Die Fenster sollten für die Zeit der Behandlung geschlossen bleiben.
- Eventuell ist eine Abdunklung durch Vorhänge sinnvoll, um eine umhüllende Atmosphäre zu schaffen.
- Störende Geräusche und Ablenkungen, zum Beispiel durch Radio oder Fernsehen, sollten abgestellt werden. Sie können sonst eine adäquate Reaktion des Organismus auf die Anwendung verhindern. Die äußere Ordnung im Zimmer wirkt unmittelbar auf die „inneren Verhältnisse“ des Kranken!

Der Kranke

- Da jede Erkrankung mit einer Störung des Wärmeorganismus einhergeht, ist es vor der Entscheidung zu einer äußeren Anwendung gut, eine Wärmeanamnese zu erheben. Das muss keine große Sache sein, ist aber für jeden sehr interessant! An welchen Körperstellen empfindet der Kranke Kälte, Wärme oder Hitze? Lässt sich das durch Abtasten bestätigen? Durch das Erfahrene lassen sich bereits zwei wichtige Fragen beantworten:
- Wo braucht der Kranke zunächst eine Wärmezufuhr von außen, um überhaupt ordentlich reagieren zu können?
- Wohin soll im Verlauf der Anwendung die Wärme gelockt werden?
- Unbedingt muss auf warme Füße geachtet werden. Die Wickelwärme wird sonst zum Erwärmen der Füße verbraucht und kann nicht da wirken, wo es besonders erwünscht ist. Unter Umständen tritt sogar eine innerliche Versprengung zwischen örtlicher Wickelwärme und kalten Füßen auf, was zu ungewollten Nebeneffekten, wie Kopfschmerz, führen kann. Mit kalten Füßen kommt man nicht zur Ruhe oder gar in den Schlaf.
- Direkt vor der Behandlung sollte der Kranke auf die Toilette gehen. Viele dieser wohltuenden Maßnahmen führen eben auch zur Anregung der Ausscheidung.
- Der Kranke sollte jetzt darüber informiert sein, dass ein Wickel umso besser wirken kann, je weniger Ablenkungen auftreten. So versteht es sich von selbst, dass währenddessen nicht gelesen oder Musik gehört werden soll.

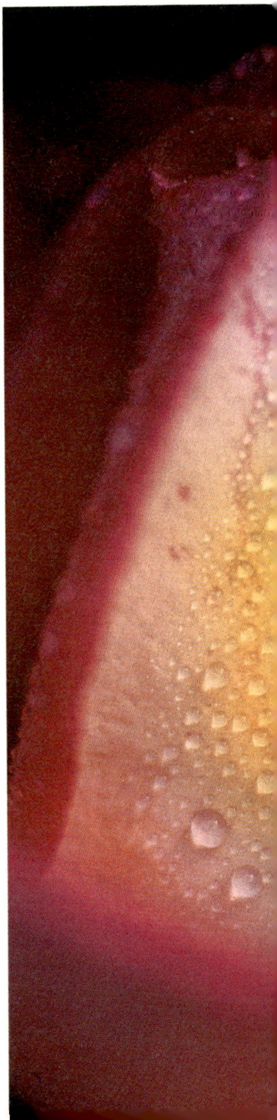

⇢ Beim Auftreten unangenehmer Reaktionen, zum Beispiel Hautreizung mit Jucken, Kälte und Frösteln, Schmerzverschlimmerung, Beklemmung, Hitzestauung, Kopfschmerzen, Übelkeit, Schwindelgefühl, Herzsensationen, möge der Kranke sich melden. Der Wickel wird dann sofort abgenommen und Gegenmaßnahmen ergriffen, zum Beispiel das Auftragen eines hautpflegenden, wärmenden Öls, wie Mandel- oder Johanniskrautöl, „Wiederaufheizen" mittels Wärmflaschen oder einer Tasse Tee und anderes.

⇢ Mit verschiedenen Hilfsmitteln, wie Kissen, Knierollen oder Ähnlichem, wird der zu Behandelnde nun so bequem und sicher gelagert, dass er sich dem Folgenden ganz und gar hingeben kann.

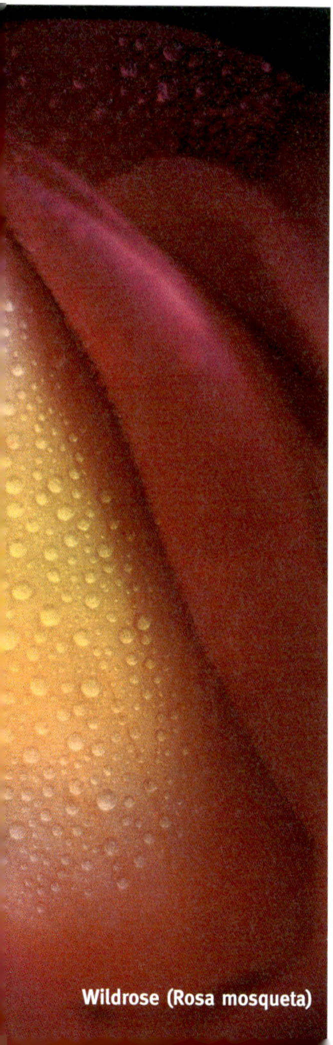

Wildrose (Rosa mosqueta)

Wie lassen sich Kinder gerne behandeln?

Ein Kind wird sich gerne von Ihnen mit einem Wickel behandeln lassen, wenn es Ihren Ernst und Ihre Überzeugung spürt, dass die Behandlung helfen wird. Die gründliche Information über den Ablauf und mögliche Reaktionen kann in Form von Bildern geschehen. Dabei kann man Vergleiche heranziehen, wie die Erinnerung an einen heißen Sandstrand im Urlaub.

Wollen Sie kleinere Kinder auf eine äußere Anwendung einstimmen, ist es hilfreich, diese erst spielerisch am Teddybär oder der Puppe vorzuführen und so den Ablauf und die zu erwartende Wohltat zu zeigen. Ist das Kind nicht völlig ans Bett gefesselt und geschwächt, kann es sehr schön sein, es bei der Vorbereitung mithelfen zu lassen. Kalte und heiße Wickel sollten möglichst erst gar nicht versucht werden. Diese können großen Schrecken verursachen und das Vertrauen in eine solche Behandlung auf Dauer stören.

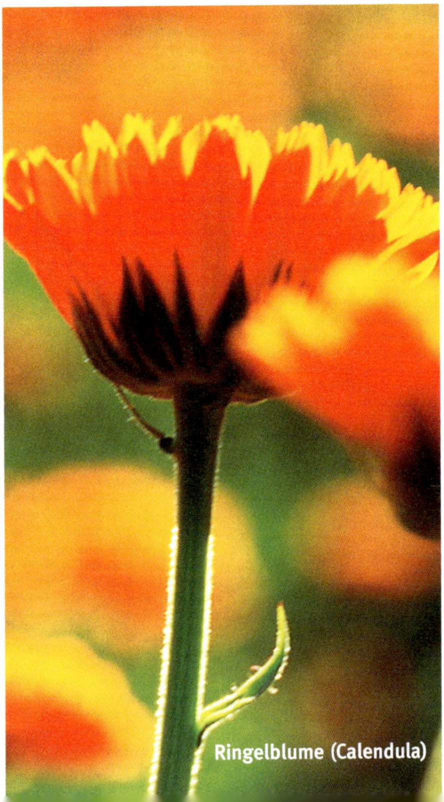
Ringelblume (Calendula)

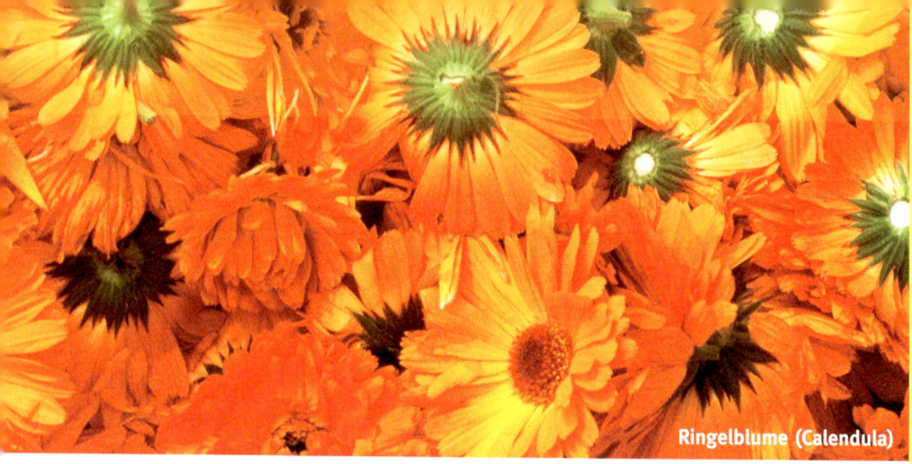

Ringelblume (Calendula)

Liegt das Kind dann selbst im Wickel, sollten Sie bei ihm am Bettchen sitzen bleiben und eventuell eine Geschichte erzählen, die ihm vertraut und lieb ist. Eine gute, ausdauernde Beobachtung ist hier besonders wichtig. Da Kinder sich viel schneller erkälten als wir Erwachsenen, ist anzuraten, ihnen während und nach dem Wickel eine Mütze aufzuziehen und die Extremitäten kontrolliert warm zu halten.

Die Oberfläche des Kindes ist im Verhältnis zum Gewicht viel größer als beim Erwachsenen. So erklärt sich die erhöhte Empfindlichkeit gegen die kühlende Wirkung feuchter Auflagen. Statt Wärmflaschen eignen sich bei Kindern Kirschkernsäckchen als Wärmequelle – das Kind kann auch damit spielen und liebt die Geräusche.

Ein paar allgemeine Worte zu äußeren Anwendungen

Am effektivsten und besonders vertrauenserweckend ist sicher die Zubereitung des Wickels direkt am Krankenbett. Zügiges, nicht hektisches Arbeiten ist hier angebracht. Man kann den Kranken eventuell zum Auftakt an der Lösung riechen lassen. Diese wird so dosiert, dass das Wasser eine leichte Färbung zeigt und zart nach der verwendeten Pflanze duftet.

Zwischen- und Außentücher können zwischen Wärmflaschen vorgewärmt werden. Feucht-warme Tücher sollten sehr stark ausgewrungen werden. Sie werden dann heißer ertragen und halten die Wärme länger. Bei sehr heißen Wickeln empfiehlt sich hierfür die Verwendung von Wringtüchern oder dickeren Gummihandschuhen. Wasser hat die Kapazität, viel Wärme zu speichern. Es vermag aber eben auch, diese rasch zu transportieren und wieder abzugeben (Gefahr der Verbrühung oder Verdunstungskälte). Die Kälteempfindung tritt aufgrund der größeren Dichte von Kältepunkten in der Haut rascher und intensiver ein als die Wärmeempfindung.

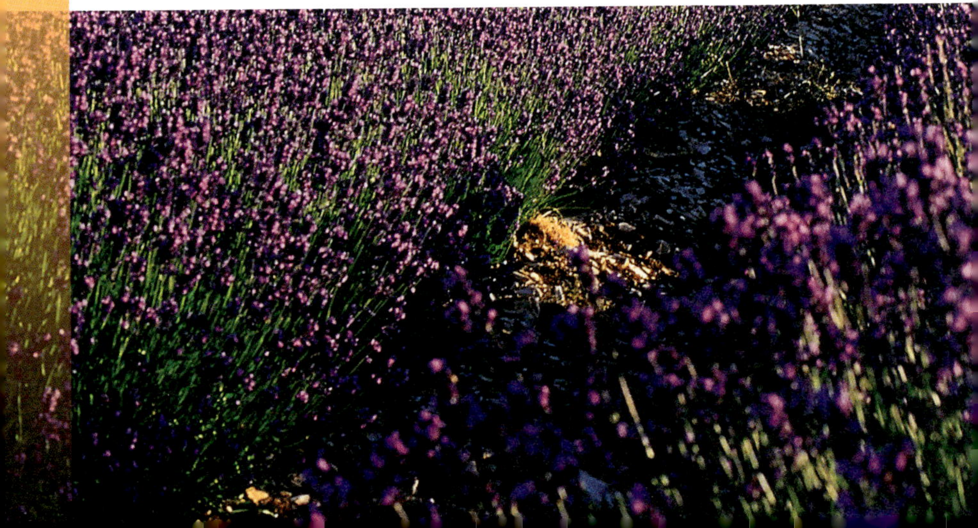

Die Wärmeabgabe der Haut an das Wasser ist wesentlich größer als an die Luft. Luft von 22 °C wird über die Haut weder als kalt noch als warm erlebt. Wasser von 22 °C dagegen wirkt kalt auf uns.

Folgende Auflistung zeigt das normale Temperaturempfinden:

0–18 °C	⟶	kalt
bis 22 °C	⟶	temperiert
23–32 °C	⟶	geringe Reaktion
33–35 °C	⟶	indifferent (= Hauttemperatur)
36–38 °C	⟶	warm
bis 41 °C	⟶	heiß
bis 44 °C	⟶	sehr heiß
bis 56 °C	⟶	in Tauchbädern noch erträglich
72 °C	⟶	Verbrühung!

Vor allem zirkuläre Wickel sollten möglichst satt und faltenfrei angelegt werden, um unangenehm kühlende Luftlöcher zu vermeiden. Zur weiteren Absicherung und um eine gewisse Konzentrationshülle zu schaffen, sollte der „Gewickelte" rundherum gut zugedeckt werden. Hierbei sind vor allem die Schultern und Füße oft vernachlässigte Problemzonen. Den Hals sollte man aber nur locker oder nicht bedecken.

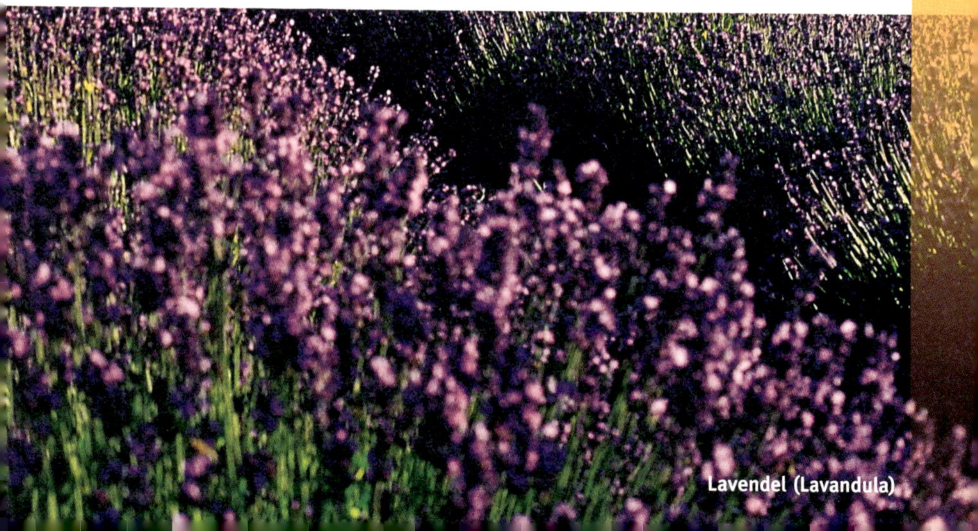

Lavendel (Lavandula)

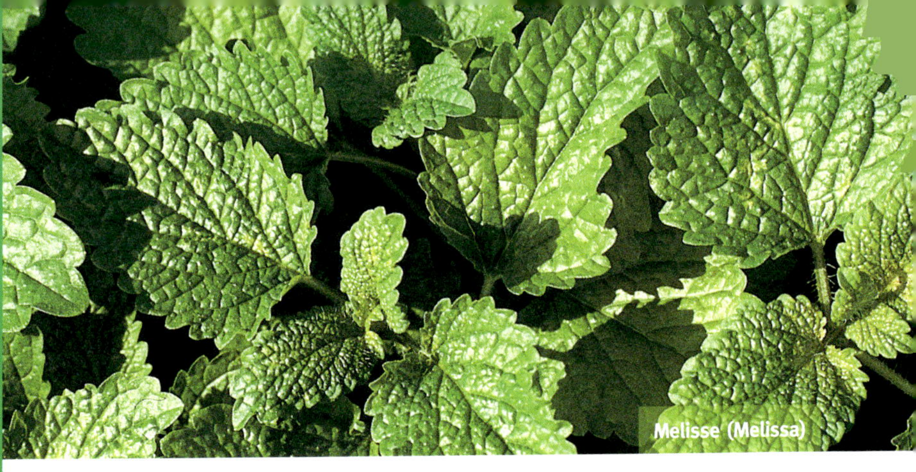
Melisse (Melissa)

Bei reaktionsreduzierten Menschen (zum Beispiel ältere Menschen) und bei Personen mit sehr empfindlicher Haut (zum Beispiel Kinder und Hellhäutige) und bei Kranken mit einer bekannten Herzschwäche oder hohem Blutdruck ist bei allen heißen oder kalten Anwendungen größte Zurückhaltung geboten.
Das Entfernen eines Wickels soll rasch geschehen wegen der Erkältungsgefahr. Der Kranke wird mit dem trockenen Anteil des Zwischentuches kurz abgetrocknet und dann nochmals zugluftdicht in warme Tücher gehüllt.
Die Nachruhe ist vor allem bei temperierten und/oder feuchten Anwendungen als Zeit des Wärmeausgleichs für den Organismus wichtig. Es ist klar, dass jeder Einfluss von Zugluft hier schaden würde. Überhaupt entsteht im Organismus erst in dieser Phase ein positiver Nachklang als Antwort auf die Anregung von außen.

Die Nachruhe ist die eigentliche Wirkzeit! Dies kann nicht genug betont werden. Schläft ein Kranker jetzt ein, ist das das beste Zeichen für eine gelungene äußere Anwendung. So kann eine neue Ordnung in die Leibesorganisation eintreten, nachdem der Wickel selbst eher zu einer Auflösung der kranken Verhältnisse geführt hat.

Welches Material wird benötigt?

Tücher

Von der Verwendung synthetischen Materials ist abzuraten, weil dieses zu einem Wärmestau mit meist unerwünschter Schweißbildung führt. Alle Tücher sollten hautfreundlich und luftdurchlässig sein. Im Allgemeinen verwendet man ein Innentuch, das die Wirksubstanz trägt, und ein Außentuch, das als Luft-Wärme-Polster dient.
Bei sehr feuchten Wickeln ist die Verwendung eines Zwischentuches sinnvoll. Dieses soll die Nässe – auch Schweiß und verschmutzende Substanzreste – vom Außentuch fernhalten und so die Bildung von Verdunstungskälte oder das Verfilzen der Wolltücher verhindern. Man kann auch nur das halbe Innentuch befeuchten und die zweite Hälfte als Zwischentuch nutzen.

Als Innen- oder Kompressentuch empfehlen sich Leinen- oder Baumwollstoffe, zum Beispiel Geschirrtücher, Stücke von alten Leintüchern, Windeln, Taschentücher, Handtücher, Waschlappen, Verbandskompressen oder Ähnliches.

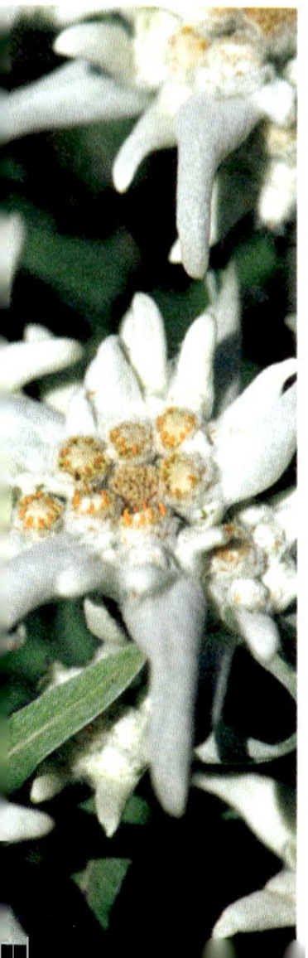

Innentücher aus Leinen sind vor allem für kühle Anwendungen sehr geeignet. Sie halten die Kälte lange. Durch ihre besonders glatte Faseroberfläche nehmen sie kaum Schmutz auf und fusseln nicht. Innentücher aus Baumwolle sind sehr saugfähig. Sie halten, wenn sie mehrfach gefaltet sind, die Wärme lange und sind am besten zu reinigen. Nach dem Auswaschen von Substanzresten und Ausdünstungen können die luftig getrockneten Tücher noch mehrmals verwendet werden.

Für Auflagen mit schwer zu entfernenden Substanzen, wie Kartoffeln, Senf oder Ähnliches, ist die Verwendung von Haushaltspapier eine günstige Alternative.

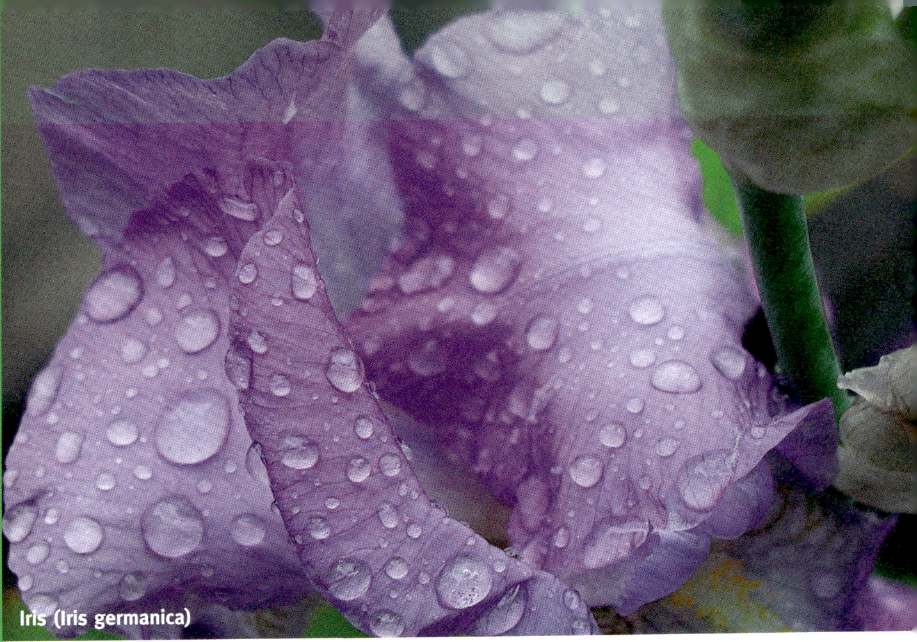

Iris (Iris germanica)

Ein Außentuch sollte wärmend und anschmiegsam sein, guten Halt haben und das Entstehen von Verdunstungskälte an den Rändern verhindern. Hier bieten sich Wolle-, Frottee-, Biber- oder Flanellstoffe an, zum Beispiel Wollschals, Wolldecken, Wollpullis oder Badetücher.

Wolle bietet einige Vorteile. Durch eine Art Mikromassage verstärkt sie die Hautdurchblutung und regt so den geschwächten Wärmeorganismus an. Sie hat die Fähigkeit, Feuchtigkeit durchzulassen oder zu binden und trotzdem selbst warm zu bleiben.

Im allgemeinen sollte das Außentuch so groß sein, dass es ca. 1 ½ mal um den Leib reicht und das Innentuch oben und unten um mindestens 2 cm überragt. Ist jemand sehr empfindlich, sollte, um gelegentlich auftretendem Juckreiz vorzubeugen, ein Zwischentuch verwendet werden, das dieses Außentuch noch überragt. Bei unruhigen Patienten kann man das Außentuch eventuell mit Klettband, einem TG-Schlauch oder einer aufgeschnittenen Netzhose fixieren. Für Anwendungen an den Extremitäten sind als Außentücher auch abgeschnittene Pulloverärmel oder Socken geeignet.

Zuletzt sei nochmals auf die Verwendung von Wringtüchern bei feuchtheißen Auflagen und Wickeln hingewiesen. Diese müssen natürlich aus reißfestem Stoff bestehen, zum Beispiel Hand- oder Geschirrtücher. Das heiße, nasse Innentuch kann mithilfe einer Gabel ins Wringtuch befördert werden, wenn es nicht schon gleich im Wringtuch eingeschlagen in die heiße Lösung getaucht wird.

Wärmflaschen

Eine Wärmflasche sollte nicht zu heiß (ca. 60 °C, dem entspricht ungefähr 200 ml kaltes + 400 ml kochendes Wasser) und nicht zu voll (höchstens zur Hälfte) sein und ohne Luft gefüllt werden, damit sie keine gefährliche „Heißwasserbombe" wird. Man legt dazu die gefüllte Wärmflasche schräg, drückt die Luft heraus, verschließt sie (prüfen!) und steckt sie in einen kleinen Kissenbezug. Dieser reguliert zusätzlich die Wärmeabstrahlung. Besondere Vorsicht ist bei Kranken mit Sensibilitätsstörungen geboten.

Gefäße

Glasschälchen, Kochtöpfe, Emaille- oder Cromarganschüsseln, Eimer in verschiedenen Größen, zum Beispiel ein 15-Liter-Maler-Eimer als Fußbadewanne, und Ähnliches. Die Materialien sollten nicht mit den Ingredienzien reagieren, und eine Beurteilung der Farbintensität und des Duftes der Wickellösung sollte gut möglich sein.

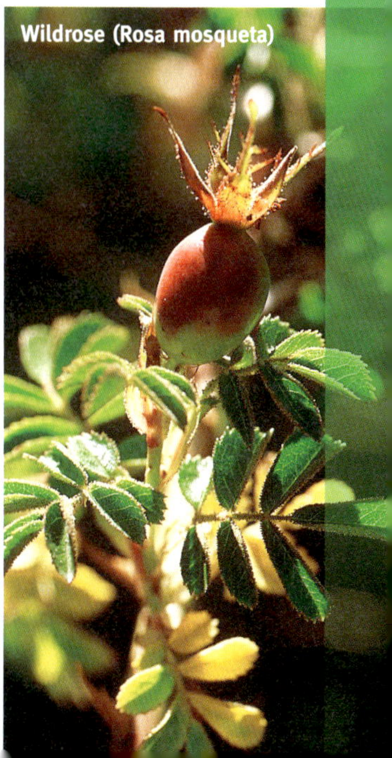
Wildrose (Rosa mosqueta)

Substanzen

Grundsätzlich sollte bei den verwendeten Substanzen auf gute Qualität geachtet werden (keine chemischen Zusätze – diese führen oft zu Hautirritationen).

Die offen verkaufte Teedroge aus der Apotheke ist sicher einem Teebeutel vorzuziehen. Obst und Gemüse sollten unbehandelt und soweit möglich aus biologischem Anbau sein. Eine andere Quelle für gute Gewürze und Ähnliches sind Naturkostläden und Reformhäuser.

Die Substanzen sollten nicht zu alt sein: Ätherische Öle zum Beispiel verflüchtigen sich, fette Öle werden ranzig. Eine notwendige kleine Vorratslagerung sollte dunkel, kühl und trocken erfolgen, um die Qualitätsverluste so gering wie möglich zu halten. Gefäße aus Grün- oder Braunglas, für Tees eventuell auch Weißblechdosen, sind solchen aus Plastik auf jeden Fall vorzuziehen, denn Kunststoffe verändern sich zum Beispiel durch die Einwirkung von ätherischen Ölen.

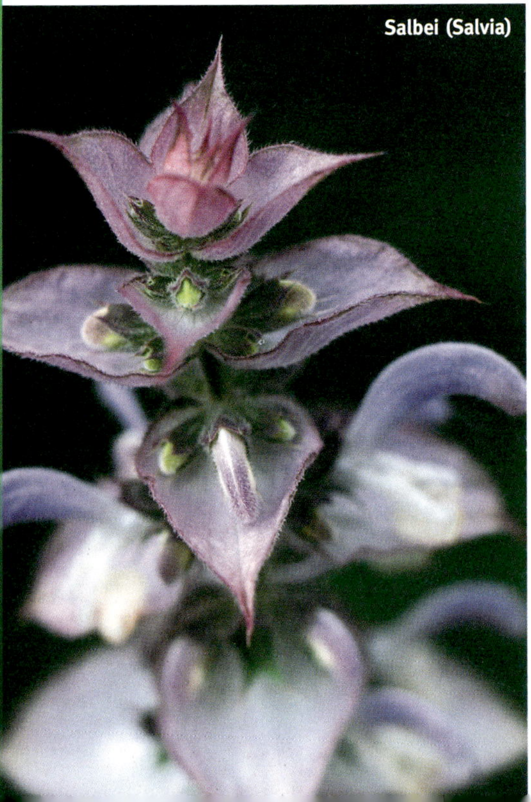

Salbei (Salvia)

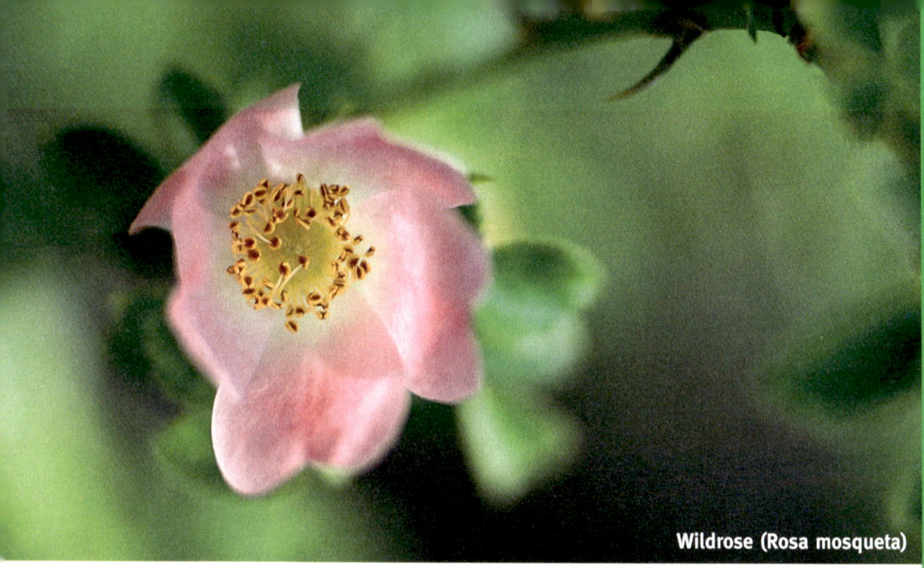

Wildrose (Rosa mosqueta)

Die Mengenangaben in den Beschreibungen beziehen sich auf die Zubereitung für die äußere Anwendung von Wickelzusätzen. Höhere Dosen beschleunigen nicht unbedingt die Wirkung, sondern können sogar eher unerwünschte Reaktionen provozieren. Im Allgemeinen gilt für die Herstellung eines Heilpflanzentees aus getrockneten Drogen: 1 Teelöffel mit einer Tasse siedenden Wassers übergießen und zugedeckt 10 Minuten ziehen lassen.

Bei Essenzen wird in der Regel 1 Esslöffel der Flüssigkeit mit einem Glas oder einer Tasse lauwarmen Wassers verdünnt. Im Text werden Abweichungen von diesen Regeln genannt.

Vieles könnte zu den verschiedenen Substanzen gesagt werden. Wichtig bleibt auf alle Fälle, sich selbst einiges zu erarbeiten. Nur dieses „Zu-eigen-Gewordene" bildet einen für den Umgang mit den äußeren Anwendungen fruchtbaren Hintergrund.

Anwendungstechniken

Obwohl der Begriff Wickel sehr umfassend auch als Überbegriff für alle äußeren Anwendungen gebraucht wird, bezeichnet er im Grunde nur die zirkuläre Einhüllung (also wirklich rundherum) eines Körperteils mit einer bestimmten Substanz. Wickel, bei denen mehr als die Hälfte des ganzen Körpers eingepackt wird, bezeichnet man als Packungen.

Umschlag und Auflage sind Bezeichnungen für nur örtliche Substanzverabreichungen. Dabei können die Außentücher trotzdem rundum angelegt sein. Als Umschlag kann man auch einen „Mini-Wickel" bezeichnen, zum Beispiel um ein Gelenk, einen Finger oder Ähnliches. Kataplasma nennt man die Sonderform des Breiumschlags.

Eine Kompresse ist sozusagen die Miniaturausgabe einer Auflage und bedeckt nur kleinste Gebiete, zum Beispiel eine Herzkompresse. Anwendungen dieses kleineren Formats werden bei nicht flüssigem Inhalt, zum Beispiel Kamillenblüten, Zwiebeln oder Ähnliches, auch oft als Päckchen vorbereitet.

Bevor die einzelnen Anwendungen dargestellt werden, sollen zunächst vier weniger bekannte Techniken beschrieben werden und ein paar Worte zu den Bädern folgen. Alle anderen Zubereitungs- und Verabreichungabläufe werden – jeweils differenziert nach den verschiedenen Substanzen – bei der entsprechenden Anwendung geschildert.

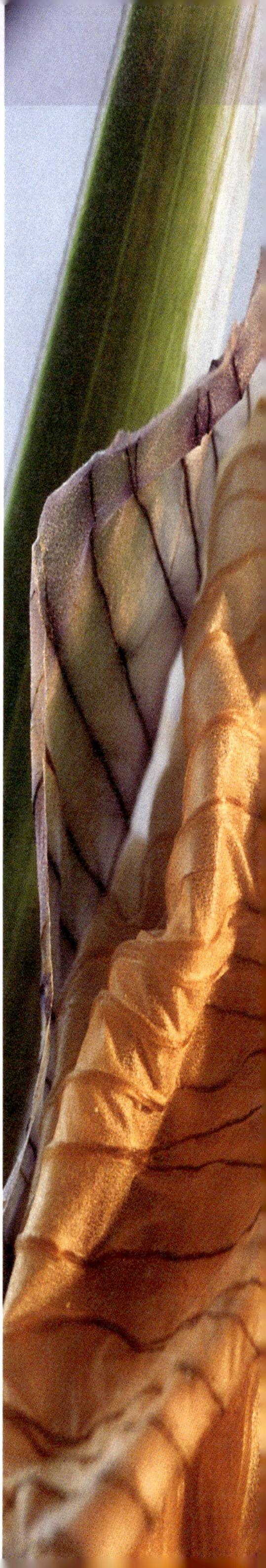

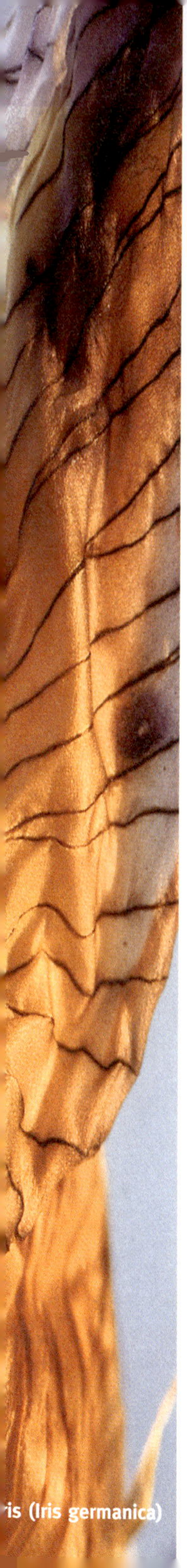

is (Iris germanica)

Ölkompressen

Ein mindestens dreifach gefaltetes, dünnes Baumwoll- oder Leinentuch mit Öl (ätherische Öle auf 10% verdünnt) beträufeln und in einer Plastiktüte (besser in Butterbrotpapier oder Alufolie) zwischen zwei Wärmflaschen erwärmen. Die Rohwolle oder Watte in eine große Kompresse oder dünnen Stoff einschlagen oder in einen Waschhandschuh stecken, damit sie nicht fusselt, und miterwärmen. Das ganze Paket kann, in der Aufwärmzeit an die Füße gelegt, Wärme spenden. Beides übereinander zum Beispiel auf den Bauch legen, mit Wolltuch, Unterhose oder Schlafanzug befestigen, eventuell auch eine Wärmflasche auflegen.

Dauer der Anwendung: 1–2 Stunden, das Öltuch und vor allem das Woll- oder Wattepolster kann auch länger belassen werden.

Das Öltuch kann in einer Tüte oder besser in einem Schraubglas oder der Alufolie aufbewahrt werden und, solange es gut riecht, mehrmals wiederverwendet werden, wobei jedes Mal nur wenige Tropfen Öl zugegeben werden.

Das Woll- oder Wattepolster ist luftig zu lagern. Im Allgemeinen bildenÖlläppchen einen sanften Wärmemantel, unter dem sich vor allem kalte, verhärtende Prozesse wieder lösen können. Sie wirken behutsamer als feucht-heiße Anwendungen, fordern dadurch weniger Reaktionskraft und sind deswegen besonders bei erschöpften Patienten angebracht. Während ein feuchter Wickel rechtzeitig vor dem Auskühlen entfernt werden muss, kann eine Ölkompresse auch einmal über Nacht liegen bleiben.

Salbenkompressen

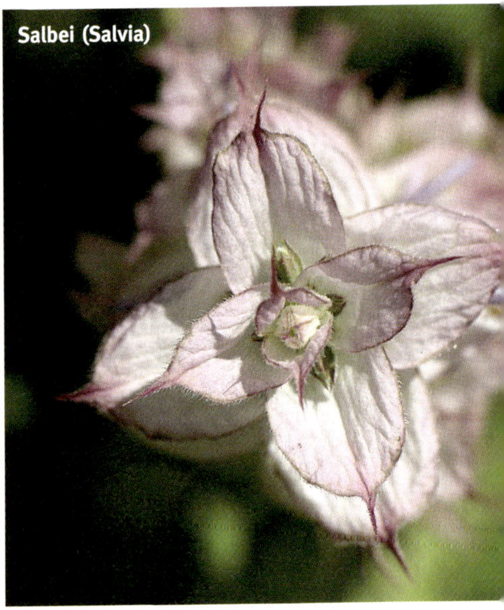
Salbei (Salvia)

Die Pflanzensalbe dünn wie Butter auf eine Brotscheibe mit einem Holzspatel, eventuell auch mit einem Messer, auf ein doppelt gelegtes Tuch aufstreichen (ca. 2 cm Rand lassen). Auf einer Wärmflasche zusammengefaltet im Plastikbeutel ca. ½ Minute lang anwärmen, auflegen, mit einem Wollhemd oder -polster und einer zusätzlichen schwach gefüllten Wärmflasche warmhalten. Pflanzensalbenläppchen können sehr lange liegen bleiben, auch über Nacht. Bei mehrmaliger Anwendung wird das Tuch täglich einmal frisch mit Pflanzensalbe bestrichen.

Metallsalbenkompressen werden anfangs drei Tage nacheinander bestrichen, dann nur noch einmal wöchentlich und zwar hauchdünn wie „eingekratzt", in mehreren Lagen, um einen „Metallspiegel" zu erzeugen. Sie werden nur für eine Stunde aufgelegt, weil sie in gewisser Weise intensiver wirken.
Salbenlappen können ohne Weiteres zwei bis drei Wochen verwendet werden. Sie sollten luftig, zum Beispiel in einer Schale, gelagert werden und finden Verwendung, bis sie „unappetitlich" wirken.

Dampfkompressen

Eine gut ausgewrungene Heißwasserkompresse, zum Beispiel ein Waschlappen oder eine mehrfach gefaltete Flanellwindel, in ein Tuch einschlagen, das Paket so auflegen und mit einem Wolltuch fixieren.

Schröpfköpfe setzen

Diese Technik war schon in Mesopotamien um 3300 v. Chr. bekannt. Die Indianer in Amerika nannten es „Aussaugen der bösen Geister". Der Kranke erlebt einen erquickenden Sog gegen den Druck, der auch seelisch auf ihm lastet.
Das zu behandelnde Gebiet wird flächig eingeölt (knöcherne Bereiche aussparen!). In 3–4, eventuell auch mehreren kleinen Trink- oder Marmeladegläsern wird mittels eines mit Spiritus oder Alkohol getränkten, brennenden Wattebauschs (befestigt an einer Klemme oder Ähnlichem) ein Vakuum erzeugt und das jeweilige Glas rasch aufgesetzt. Man kann auch einfach ein brennendes Streichholz hineinwerfen. Dieses erlischt sofort nach dem Ansetzen.

Dauer der Anwendung: ¼–2 Stunden, eventuell auch länger, 1–2-mal pro Woche.

Abgenommen werden die Gläser durch Unterschieben eines Fingernagels. Auch bei dieser Anwendung ist die Nachruhe wichtig. Zunächst erfährt man eine belebende Reizwirkung. Die nachfolgende Entspannung hilft, gut in den Schlaf zu kommen.

Als Indikationen finden wir neben Verspannungen auch andere verhärtende, krampfartige Erkrankungen. Das Setzen von Schröpfköpfen ist eine Alternative bei der Behandlung von Bronchitis oder Lungenentzündung, wenn zum Beispiel eine Senfanwendung nicht toleriert wird.

Anstelle der Schröpfgläser können sogenannte „Biersche Saugglocken“ mit Gummiball verwendet werden. Der Sog ist hier allerdings nicht ganz so effizient. Bei Nervenschmerzen kann ganz punktuell die Öffnung einer heiß ausgespülten Flasche aufgesetzt werden, in der sich rasch ein Vakuum entwickelt.

Eine Bildung von leichten Blutergüssen ist unbedenklich, sie steigert sogar die Wirkung. Nicht angewendet werden sollte das Schröpfen bei psychischer Labilität, Fieber, niedrigem Blutdruck und direkt nach dem Essen.

Bäder

Man sollte nicht zu rasch ins heiße Wasser einsteigen und nicht in völlig abgeschlossenen Räumen baden (Angst vor Beklemmungen!). Der Auftrieb im Wasser sorgt über eine Gewichtsentlastung auch seelisch für eine Erleichterung. Der hydrostatische Druck des Wassers führt aber auch zum „Zusammenpressen“ der eingetauchten Körperteile, besonders der Blut- und Lymphgefäße des Brust- und Bauchraumes. Die Gefahr eines Kreislaufkollapses beim zu schnellen Aussteigen tritt vor allem beim warmen Bad auf, wo die komprimierten Gefäße in ihrer Entspanntheit das Blut sofort in die Peripherie „versacken“ lassen. So ist es ratsam, sich vorher über Arme oder Rücken kühles Wasser laufen zu lassen, sich dann vielleicht sogar kurz kalt abzuduschen, um eine positive Kreislaufregulation anzuregen.

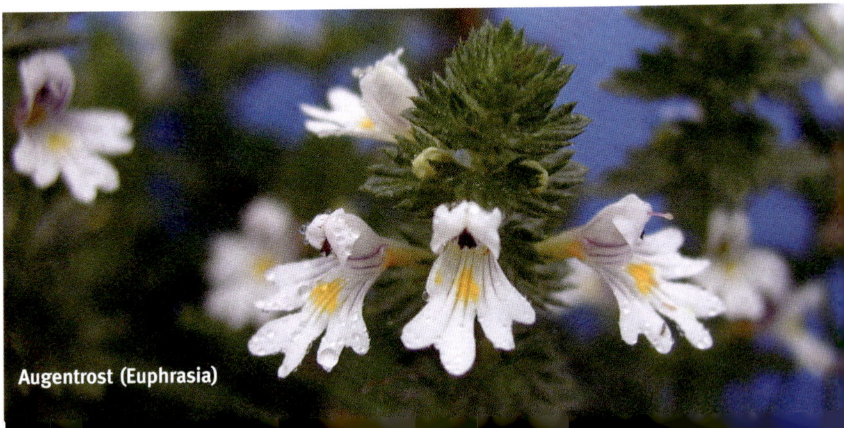

Augentrost (Euphrasia)

Beschwerden lindern durch Hausmittel

Augenprobleme

Zum Beispiel Lidrand- oder Bindehautentzündung, Überanstrengung mit Kopfschmerzen, Gefühl von Sand in den Augen, Druckgefühl

Feuchte Kompresse mit Augentrost- oder Ringelblumenblütentee
Wirkt entzündungshemmend, schmerzlindernd und augenstärkend
Anwendung: 1 Teelöffel mit 1 Tasse kochendem Wasser übergießen, 5–10 Minuten ziehen lassen. Ein in Augengröße gefaltetes Taschentuch tränken, ausdrücken und bei angenehmer Temperatur auflegen. Die Kompresse 2–3-mal täglich anlegen.
Dauer der Anwendung: 10 Minuten

Der **Augentrost** ernährt sich als Halbschmarotzer von den Nährstoffen und dem Wasser der ihn umgebenden Gräser. Er schwächt bei Entzündungen, die durch Bakterien, Viren oder Pilze ausgelöst werden, deren Vitalkräfte und beschränkt so deren Einfluss.

Feuchte Kompresse mit Frauenmantel- oder Salbeitee
Wirkt gerbend und entzündungshemmend

Feuchte Kompresse mit einem Aufguss von frischen Walnussblättern
Wirkt gerbend und entzündungshemmend

Feuchte Kompresse mit einer verdünnten Abkochung von Eichenrinde
Wirkt gerbend und entzündungshemmend
Anwendung: Die Eichenrinde 20 Minuten kochen.

Feuchte Kompresse mit einem Absud vom Gemüsefenchel- oder Fenchel(samen)tee
Empfehlenswert vor allem bei Entzündungen mit Brennen und Tränenfluss
Anwendung: Die Fenchelsamen zerstoßen.

Feuchte Kompresse mit einem Absud frischer Petersilie
Wirkt belebend
Anwendung: 1 Teelöffel Petersilie mit 1 Tasse kochendem Wasser übergießen und 10 Minuten ziehen lassen.

Tipp: Die Zugabe weniger Salzkristalle zu den Kompressenlösungen ermöglicht eine Angleichung an die Tränenflüssigkeit und lässt die Anwendungen angenehmer wirken.

Breiauflage mit alten, roh geriebenen Kartoffeln
Wirkt stärkend und belebend

Breiauflage mit zerquetschten Weißkohlblättern
Wirkt kühlend und beruhigend

Breiauflage mit Quark
Wirkt entlastend und entzündungshemmend

Breiauflage mit Bockshornkleesamen, Leinsamen oder gekochten Kartoffeln
Empfehlenswert bei Gerstenkorn
Achtung: Beim Auflegen ist die Breiauflage sehr heiß!

Einreiben mit Schöllkrautsaft

Anwendung: Das Blatt waschen und den mürben Stängel zwischen dem angefeuchteten Daumen und Zeigefinger zerreiben, die entstehende Feuchtigkeit mit dem Zeigefinger bei geschlossenen Augen zu den Winkeln streichen.

Achtung: Den Saft nicht ins Auge reiben!

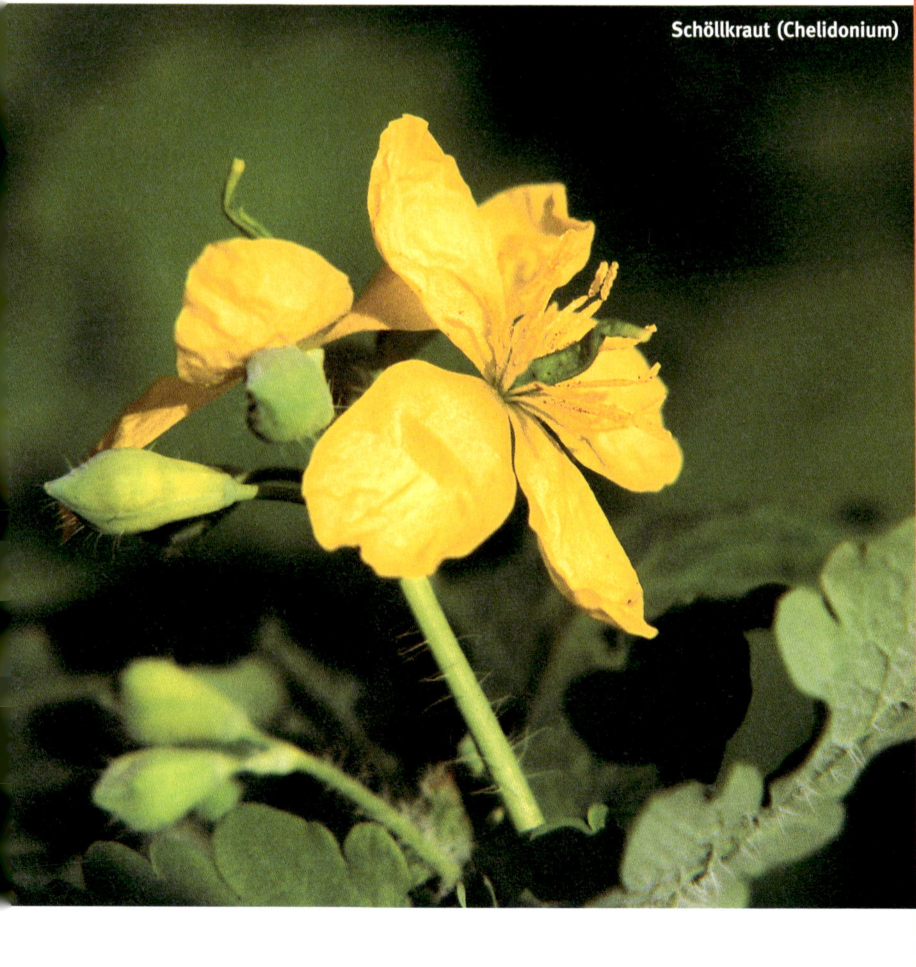

Schöllkraut (Chelidonium)

Bauchbeschwerden

Zum Beispiel Magen-Darm-Krämpfe, träge Verdauung oder Menstruationsschmerzen

Feuchte Bauchkompresse mit Wasser
Empfehlenswert bei Magen-Darm-Entzündung, Magen- oder Zwölffingerdarm-Geschwür (nicht blutend!), Reizdarm, Darmkrämpfen und Blähungen
Wirkt tief durchwärmend, damit krampflösend, schmerzstillend und lindert Blähungen
Anwendung: Einen heißen Waschlappen mit einer Wärmflasche auflegen. Dabei auch auf warme Füße achten! Eine Knierolle unterstützt die Entspannung.

Feuchte Bauchkompresse mit Kamillentee
Empfehlenswert bei Erbrechen und auch bei Morbus Crohn
Anwendung: Den Tee zubereiten; dazu eine Handvoll Kamillenblüten mit ca. ½ Liter kochendem Wasser übergießen und zugedeckt 2–5 Minuten ziehen lassen.
Das 3–4-fach gefaltete, aufgerollte Innentuch (hierzu eignet sich dickere Baumwolle oder Leinen) in ein Wringtuch einschlagen und mit dem Tee übergießen, tränken und gut auswringen, sonst kühlt der Wickel zu schnell aus und es droht eine Erkältung.
Die Kompresse möglichst heiß auflegen, vorher jedoch „anwedeln“ oder die Wärme an der Unterarm-Innenseite testen. Dann fest, aber nicht zu stramm und möglichst faltenlos mit dem Zwischen- und Wolltuch anwickeln, eventuell unter das Außentuch eine Wärmflasche legen und ringsum (vor allem auf Schultern und Füße achten!) die Decke gut anlegen, sodass keine Luftlöcher entstehen.
Ein kleines Kissen oder eine Rolle unter den Knien trägt zur Entspannung des Bauches bei. Beim Abnehmen leicht abtrocknen.
Dauer der Anwendung: Ca. 20–30 Minuten, solange die Wärme angenehm ist.

Nachruhe: Ca. 30 Minuten im locker umgelegten Wolltuch.

Achtung: Die Kamillenkompresse nicht bei akutfiebrigen, unklaren Bauchschmerzen anwenden! Kalte Füße erst mit einer Wärmflasche wärmen.

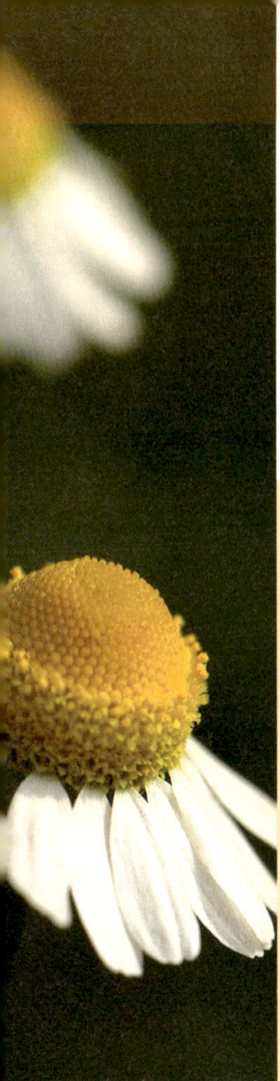

Kamille (Chamomilla)

Die **Kamille** möchte ihr Blütenköpfchen immer noch näher zur Sonne recken – so weit, dass sich dabei ein Hohlraum bildet, in dem sich der Duft sammelt. Sie gibt die so von ihr gespeicherte Sonnenwärme ab und vermag dort, wo der menschliche Wärmeorganismus nicht mehr im Gleichgewicht ist (also sowohl bei Erkältung als auch bei Entzündung), entspannend und ordnend zu wirken. Ursache vieler Magen-Darm-Probleme ist häufig auch seelisches Frieren oder Erhitztsein. Auch hier greift die Kamille beruhigend und besänftigend ein. Die milde Kamille kann aber bei Überdosierung oder zu langer Anwendung durchaus auch eine Allergie auslösen.

Feuchte Bauchkompresse mit Schafgarbentee

Empfehlenswert vor allem bei Leberfunktionsschwäche als Leberkompresse über dem rechten Rippenbogen und Oberbauch

Regt die Entgiftungsfunktion an und aktiviert die Verdauung

Anwendung: 1 gehäufter Teelöffel mit 1 Tasse kochendem Wasser übergießen, 5–10 Minuten ziehen lassen. Die Anwendung sollte möglichst nach den Mahlzeiten und regelmäßig über längere Zeit erfolgen. Die Kompresse ist auch als Dampfkompresse anwendbar (siehe Seite 27).

Feuchte Bauchkompresse mit unverdünntem Obstessig oder verdünntem Zitronensaft
Empfehlenswert bei Übelkeit, Erbrechen, auch bei Aszites (Bauchwasser)
Anwendung: Die Kompresse wird auf den Magen gelegt und warm gehalten.

Kalter Punktwickel mit Essigwasser
Empfehlenswert bei Magenleiden
Anwendung: Es reicht ein gefaltetes Taschentuch als Kompresse auf die Magengegend.

Breiauflage mit Trauben
Anwendung: Verwendet werden eher dunkle Trauben, die mit der Schale zerdrückt werden. Dieser Brei wird dann zentimeterdick in ein dünnes Tuch gepackt.
Dauer der Anwendung: 1 Stunde, mit einer zweiten Packung kann man die Behandlung um eine weitere Stunde verlängern.

Breiauflage mit Kartoffeln
(Siehe unter „Nackenkompresse“, Seite 71)

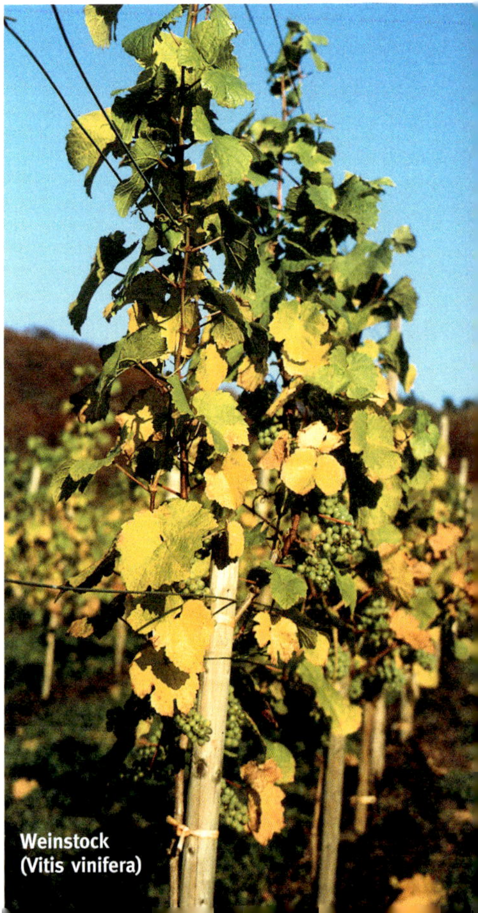
Weinstock (Vitis vinifera)

Heublumen-Kissen

Lindert vor allem Spannungsschmerzen

Anwendung: Einen Stoffsack aus dünner Baumwolle oder Leinen in entsprechender Größe zu zwei Dritteln, ca. 5–6 cm dick, mit Heublumen füllen, auf einem Rost, Sieb oder Ähnlichem über kochendem Wasser zugedeckt 15–20 Minuten erwärmen. Der Inhalt sollte nicht nass werden, größere Säckchen muss man hin und wieder wenden.

Dauer der Anwendung: ½–1 Stunde, eventuell auch über Nacht. Nach luftigem Trocknen kann der Heublumensack noch ca. 4-mal verwendet werden.

Achtung: Das Kissen vorsichtig auflegen! Ein Zwischentuch schützt das Außentuch und die Kleidung vor der Entstehung von Flecken.

In frisch geschnittenen Gräsern und manchen Wiesenblumen bildet sich während des Trocknens Cumarin. (Dieses erzeugt den Heuduft.) Die ausfallenden Blüten und unreifen Samen wirken daher und wegen des enthaltenen ätherischen Öls stoffwechselaktivierend, hautdurchwärmend und schmerzlindernd.

Thymian-Kissen

Anwendung: Der Thymian wird idealerweise frisch in der Mittagssonne gepflückt.

Tipp: Bei akutem Erbrechen ohne Durchfall ist zu Beginn der Behandlung ein Einlauf zur Entlastung zu empfehlen. Für Kinder ist hier ein Gummiklistier günstig.

Tipp: Bei Säuglingen, die unter Blähungen leiden, kann ein Dinkelspelz-, Hirse- oder Kirschkernkissen, das angewärmt unter das Hemdchen gesteckt wird, sehr hilfreich sein.

Öl-Bauchkompresse mit Kümmelöl
Empfehlenswert bei Blähungen
Wirkt durchwärmend, krampflösend und regt die Verdauungsdrüsen an

Öl-Bauchkompresse mit Rizinusöl
Empfehlenswert bei Gastritis, Blähungen, Verstopfung, Darmkrämpfen, Gallen- und Leberproblemen
Anwendung: Ein 3–4-lagiges Woll-Flanell-Tuch oder eine alte Wollsocke in Rizinusöl gut tränken, sonst wie im allgemeinen Teil beschrieben (siehe unter „Ölkompressen", Seite 25) vorgehen. Hinterher die Haut gut reinigen mit Wasser und etwas Natriumbikarbonat oder Natron.

Einreibung mit Kamillen-, Lavendel-, Majoran-, Melissen- oder Thymianöl
Empfehlenswert bei nervösen Magen- und krampfartigen Menstruationsbeschwerden
Wirkt verdauungsfördernd, stoffwechselharmonisierend, krampflösend und beruhigend
Anwendung: Den Bauch nach dem Einreiben mit einem angewärmten Wolltuch oder Kleidungsstück bedecken, besser noch ganz umhüllen.

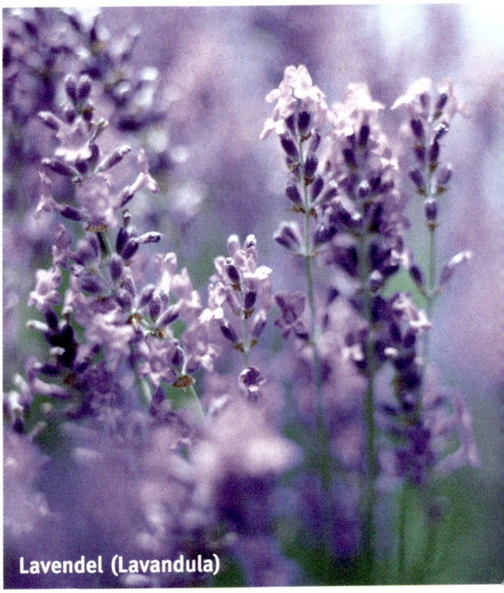
Lavendel (Lavandula)

Blasenentzündung

Blasenauflage mit Eukalyptusöl (auf 10% verdünnt)
Empfehlenswert auch bei Harnverhalt und Menstruationsbeschwerden
Wirkt schmerzlindernd, entzündungshemmend, in der Tiefe durchwärmend, krampflösend, die Blasenmuskulatur entspannend und oberflächlich zugleich erfrischend
Anwendung: Die Auflage kann – in die Unterhose gesteckt – eine lang wirkende Wohltat sein.
Achtung: Bei zu starker Dosierung sind Kopfschmerzen, Übelkeit oder Hautreizungen möglich.

Tipp: Zusätzlich viel Tee trinken! Dies fördert die Ausscheidung der Keime.

Breiauflage mit Meerrettich (auch im Wechsel mit Eukalyptusölkompressen)
Wirkt antibiotisch
Achtung: Brandwundengefahr! Bei Rötung der Haut und Schmerz sollte man die Behandlung sofort abbrechen. (Siehe unter „Nackenkompresse mit Meerrettich“, Seite 70)

Breiauflage mit zerdrückten heißen Kartoffeln
Achtung: Verbrennungsgefahr! Kartoffeln halten sehr lange die Wärme. (Siehe unter „Nackenkompresse mit Kartoffeln“, Seite 71)

Breiauflage mit Leinsamen
(Siehe unter „Breiauflage mit Leinsamen“, Seite 94)

Säckchen mit Kirschkernen
Anwendung: Gut gereinigte, getrocknete Kirschkerne in ein Stoffsäckchen einnähen, auf dem Kachelofen oder einer anderen trockenen Heizquelle erwärmen und auflegen.

Kirschkerne und Hirsekörner sind gute Wärmespeicher, sie geben die Wärme sehr langsam ab und schmiegen sich gut an.

Säckchen mit Hirse
Anwendung: Der feinkörnige Inhalt wirkt weicher und lässt sich besser anmodellieren.

Dampfsitzbad mit Heublumen-, Zinnkraut- (= Ackerschachtelhalm), Kamillen- oder Haferstrohtee
Anwendung: Eine Schüssel mit heißem Tee in die Toilette hängen oder stellen, ein doppelt gefaltetes Frotteetuch darüberlegen und mit der Sitzbrille fixieren. Sich in einer möglichst breiten Spreizstellung darübersetzen und mit einer Wolldecke gut zudecken. Anschließend eine halbe Stunde Bettruhe.
Dauer der Anwendung: 10–20 Minuten
Achtung: Die Füße sollten warm sein!

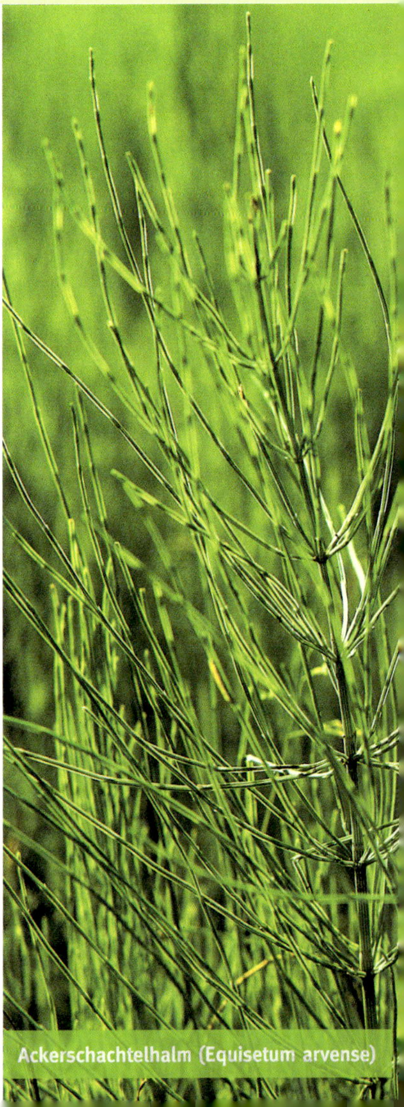

Ackerschachtelhalm (Equisetum arvense)

Sitzbad mit Ackerschachtelhalmtee

Anwendung: Der Ackerschachtelhalmtee muss mindestens 20 Minuten gekocht werden.

Für Sitzbäder gibt es spezielle Toiletteneinsätze. Während der Anwendung die Füße mit Wollsocken oder einer Wärmflasche als „Fußmatte" warm halten.

Dauer der Anwendung: 10–15 Minuten bei 32–37 °C

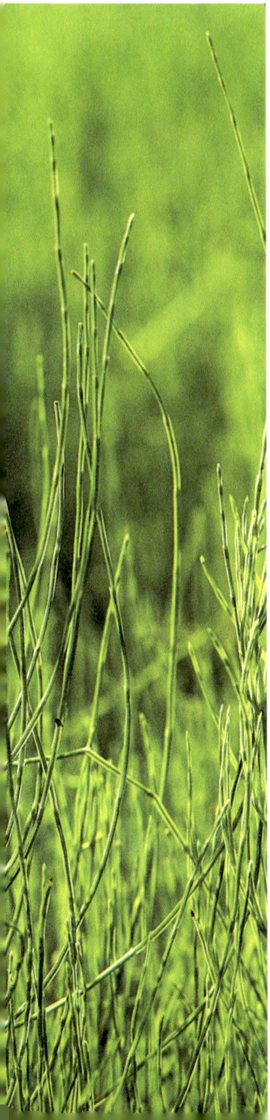

Sitzbad mit Kamillentee

Erleichtert das Wasserlassen

Anwendung: 1 Handvoll Kamillenblüten mit 2 Liter siedendem Wasser übergießen und 10 Minuten ziehen lassen.

Dauer der Anwendung: 5 Minuten bei 35–36 °C

Ansteigendes Fußbad mit Heublumen- oder Ackerschachtelhalmtee

(Siehe unter „Ansteigendes Fußbad", Seite 91)

Fieber

Im Fieberanstieg (Füße und Hände sind noch kalt)

Pulswickel an Hand- und Fußgelenken mit Zitronensaft (verdünnt mit heißem Wasser)

Anwendung: Mit gestrickten Pulswärmern die Gelenke warm halten; den Wickel bei Abkühlen nach ca. 10 Minuten erneuern.

Dauer der Anwendung: Bis zu 30 Minuten. Man kann diese Behandlung bis zu 3-mal wiederholen.

Empfehlenswert ist diese Anwendung auch bei einer Herzschwäche. Sie wirkt stabilisierend. Hier muss sie nicht warm zubereitet werden und kann gut mehrere Stunden belassen werden.

Pulswickel an Hand- und Fußgelenken mit Arnika-Essenz (5 ml Essenz auf 100 ml sehr warmes Wasser)

Anwendung: Diese Umschläge werden ebenfalls alle 5–10 Minuten erneuert.

Pulswickel an Hand- und Fußgelenken mit Lavendel(-Bademilch) (in warmem Wasser)

Empfehlenswert bei sehr aufgeregten Kranken

Nierenauflage mit Ackerschachtelhalmtee

Empfehlenswert bei Harnwegsinfekten wie zum Beispiel Nierenbeckenentzündungen

Anwendung: Sehr heiß anlegen, es soll unter der Bettdecke dampfen!

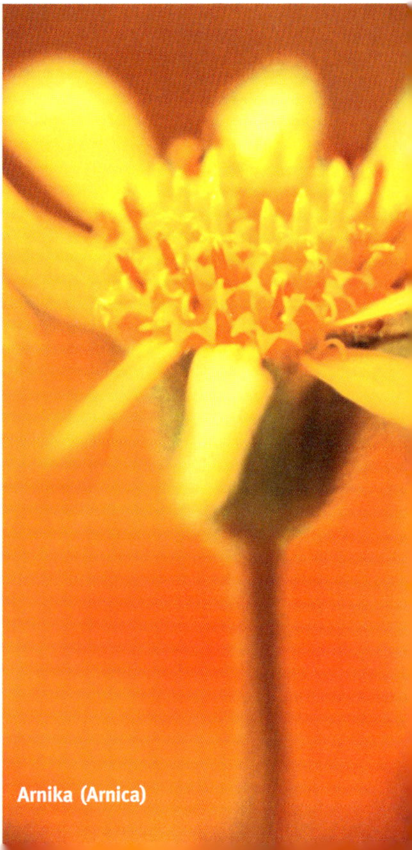

Arnika (Arnica)

Tipp: Die Wärmeausbreitung in die Peripherie wird gefördert durch Trinken von heißem Lindenblüten- oder Holunderblütentee.

Fußsohlenauflage mit Zwiebeln

Anwendung: Die Zwiebeln klein schneiden und auf ein dünnes Tuch legen. Ein Päckchen falten und dieses erwärmt und zerquetscht auf die Fußsohle legen, anschließend Wollsocken darüberziehen. Die Auflage kann man zusätzlich mit einer Wärmflasche warmhalten und über Nacht belassen.

Fieber ist eine gesunde Reaktion des Organismus auf Fremdes (Bakterien, Viren etc.). Es handelt sich dabei nicht um ein passives Ausgeliefertsein, sondern um eine aktive Tätigkeit, die zur Beeinträchtigung der Lebendigkeit der Erreger und zu einer gesteigerten Ausscheidung der Giftstoffe führen soll. Außerdem unterstützt die hohe Temperatur die Bildung von Abwehrstoffen.
Bei Kindern lässt sich danach meist ein Entwicklungsschub beobachten (ein erkennbarer Umbau der Körpersubstanz, zum Beispiel der Gesichtsform, der Körperlänge oder Ähnliches). Die Wärme erzeugt eine neue Harmonie im aus den Fugen geratenen Organismus. Ein selbstständig Genesender erlebt sich wie neugeboren. So ist es wichtig, diese Vorgänge wach zu begleiten, aber nur im Ausnahmefall zu bekämpfen. Das Ergreifen fiebersenkender Maßnahmen sollte vom Befinden des Kranken abhängig gemacht werden. Solange er die Begleiterscheinungen gut erträgt, sollte der Zustand toleriert werden. Gründe für eine Bekämpfung des Fiebers können sein: Unruhe, Verwirrtheit, Fieberkrampfneigung, starke Kopfschmerzen, Entkräftung, Kreislaufschwäche oder Ähnliches. Für möglichst viel Ruhe sollte immer gesorgt werden.

Nahe der Fieberspitze (Füße und Hände sind warm)

Waden- und Fußwickel mit Zitrone

Achtung: Die Füße und Waden müssen zu Beginn der Anwendung warm sein, das heißt die Blutzirkulation im ganzen Körper muss ungestört verlaufen, sonst ist zunächst eine Wärmflasche oder ein heißes Fußbad notwendig! Während der Anwendung dürfen die Füße nicht kalt werden, sonst muss die Behandlung abgebrochen werden.

Anwendung: Eine ungespritzte Zitrone in einer Schüssel mit kühlem (ca. 30 °C, nicht eiskalt!) Wasser (unter Wasser) halbieren, vielfach einritzen und ausdrücken.

Zwei aufgerollte Baumwoll-Umschlagtücher darin tränken und ein wenig ausdrücken. Je feuchter die Tücher sind, desto mehr Hitze können sie dem Körper entziehen. Diese um beide Füße und Unterschenkel wickeln und glatt streichen.

Drumherum jeweils ein Frottee- oder Wolltuch schlagen – auf keinen Fall wasser- und luftdicht umschließen: Es besteht die Gefahr eines Wärmestaus!

Das Bett kann mit einer Folie (zum Beispiel einer Wachstischdecke) oder besser einer Wolldecke geschützt werden.

Dauer der Anwendung: 30 Minuten bis zu 1 Stunde, die Tücher alle 10–15 Minuten erneuern, wenn sie warm und trocken sind.

Folgende Wirkungen sollten eintreten:

- Der Kopf ist nicht mehr so heiß und rot,
- das Fieber sollte langsam (!) bis ca. 38,5 °C sinken,
- Schweißausbruch tritt auf,
- Unruhe und Fantasieren lassen nach.

Vor allem die Säure der **Zitrone** unterstützt die Kühlung und Wärmeableitung. Man nimmt damit dem Fieber die Spitze, erhält aber seine heilsame Wirkung. Das Aufgedunsene bildet sich zurück und nimmt wieder Gestalt an.

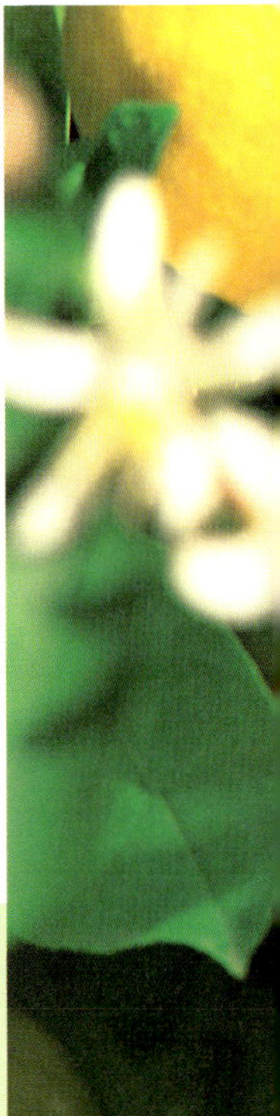

Zitrone (Citrus)

Fußumschläge mit Zitronenscheiben
Anwendung: Die Zitronenscheiben werden mit einer Mullbinde an den Fußsohlen befestigt und eventuell Socken darübergezogen. So lässt sich erstaunlich leicht und schonend hohes Fieber senken!

Fußumschläge mit (Obst-)Essig
Empfehlenswert zum Beispiel in Form von „Essigsöckli"
Anwendung: Baumwollstrümpfe in Essigverdünnung tränken und ausgedrückt nass anziehen, darüber dicke, trockene Wollsocken.

Fußumschläge mit Sauerkraut („Sauerkrautpatscherl")
Anwendung: Das Sauerkraut in eine Kompresse packen und mit einer Mullbinde an der Fußsohle befestigen, Wollsocken darüber anziehen.

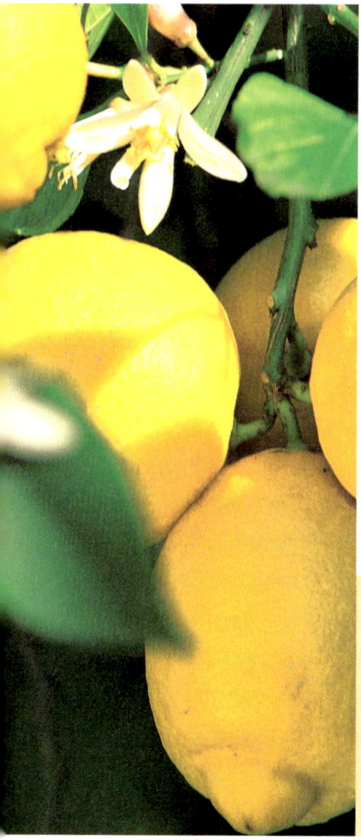

Abwaschung mit Essigwasser oder kühlem Pfefferminztee
Anwendung: In ruhiger, aber rascher Art sollten vor allem die Extremitäten mit einem feuchten Waschlappen abgerieben und der Kranke ohne Abtrocknen in ein großes Badetuch gepackt werden. Dies kann halbstündlich wiederholt werden.
Dauer der Anwendung: 2–3 Minuten

Tipp: Kühle Wadenwickel können darüber hinaus auch bei Bluthochdruck herzentlastend wirken. Sie sollen dann allerdings gut ausgewrungen und länger als 10 Minuten belassen werden, um durch die Wärmereaktion Entspannung zu bringen.

Absteigendes Fußbad

Anwendung: Einen hohen Eimer in die Badewanne stellen (damit ständig Wasser abfließen kann), mit ca. 32–36 °C kühlem Wasser füllen und beide Füße eintauchen. Innerhalb 10–15 Minuten kaltes Wasser nachgießen, bis das Wasser um 5–15 °C abkühlt.

Tipp: Eine weitere Hilfe sind kühle, nicht zu kalte Getränke (zum Beispiel Zitronenwasser).

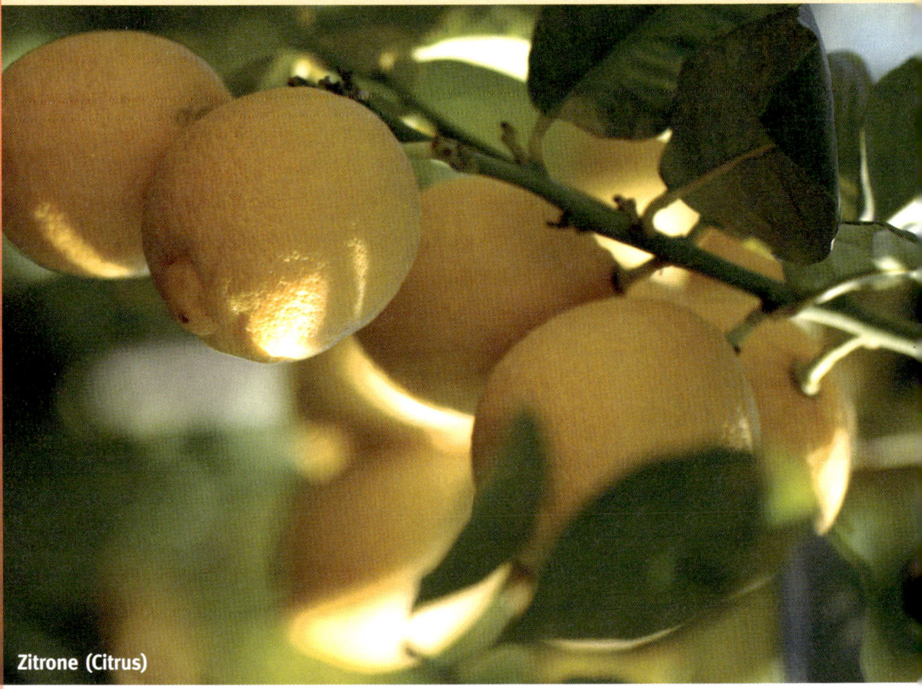

Zitrone (Citrus)

Gelenkbeschwerden (chronisch)

Zum Beispiel Arthrose, Rheuma und Gicht

Breiumschlag mit geriebenem Meerrettich
Anwendung: Verrührt mit geriebenem Apfel oder Milch wirkt er milder.
Achtung: Brandwundengefahr! (Siehe unter „Nackenkompresse mit Meerrettich", Seite 70)

Breiumschlag mit zerstoßenem Kümmel, eventuell Wacholderbeeren, Honig und Essig
(Siehe unter „Breiauflage mit Kümmel", Seite 69)

Breiumschlag mit gewalztem oder püriertem Weißkohl
Empfehlenswert vor allem bei Gicht

Breiumschlag mit Quark und/oder Zwiebeln
Empfehlenswert bei entzündlichen Schwellungen
Achtung: Nur bei guter Durchwärmung des Körpers!
(Siehe unter „Brustauflage mit Quark", Seite 62)

Breiumschlag mit gewalztem und erwärmtem Wirsing
Anwendung: Den Wirsing kann man auch mit einem heißen Bügeleisen erhitzen und erweichen.

Umschlag mit heißem Bienenwachs
(Siehe unter „Brustauflage mit Bienenwachs", Seite 63)

Einreibung mit Salz (mit etwas Essig gemischt)

Einreibung mit Lavendel-, Rosmarin- oder Johanniskrautöl

Dunstwickel mit einer fast gesättigten Lösung aus Salz und Apfelessig
Anwendung: Der feuchtwarme Umschlag wird mit einer Plastikfolie und einer elastischen Binde umwickelt.

Ingwerwickel
Wirkt durchwärmend, schmerzlindernd, steigert die Beweglichkeit
(Siehe unter „Rückenauflage mit Ingwer", Seite 65)
Eine Variante ist der Ingwerbreiumschlag
Anwendung: 2 Teelöffel Ingwerpulver und 1 Teelöffel Curcumapulver mit warmem Wasser zu einem Brei verrühren. Das Kataplasma über Nacht auf die schmerzende Stelle geben.

Heublumensäckchen
Empfehlenswert vor allem bei rheumatischen Beschwerden
Regt den Gewebestoffwechsel an und wirkt schmerzlindernd
(Siehe unter „Heublumenkissen", Seite 35)

Hand- und Fußbad in feinkörnigem (Quarz-)Sand
Anwendung: 2–3 Liter Sand in eine große flache Edelstahlschüssel geben, im Backofen bei 60 °C erhitzen, mit der Hand oder dem Fuß vorsichtig „hineinwühlen", immer leicht bewegen.
Dauer der Anwendung: Nach ca. ½ Stunde die betroffenen Gelenke noch 10 Minuten in ein warmes Wolltuch oder Ähnliches einpacken.

Bäder mit Schafgarben-, Ackerschachtelhalm- oder Haferstrohtee
Anwendung: 1 Handvoll mit 3 Liter Wasser übergießen, anschließend 20 Minuten kochen (hoher Kieselsäuregehalt).

Bäder mit Fichtennadelzusatz
Wirken hautreizend und lösen Verhärtungstendenzen

Schröpfköpfe setzen
Anwendug: Die Schröpfköpfe rund um das betroffene Gebiet anordnen.
(Siehe unter „Schröpfköpfe setzen", Seite 27)

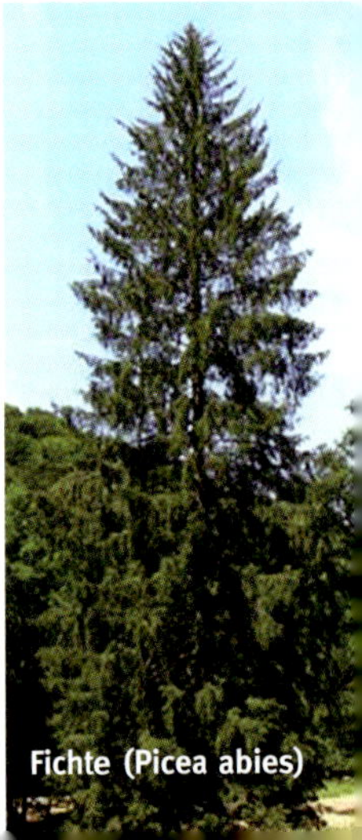
Fichte (Picea abies)

Halsschmerzen

Halswickel mit Zitrone (kühle Anwendung)
Empfehlenswert bei anginösen Schluckbeschwerden (akut, sehr schmerzhaft, heiß, Rachen gerötet, Lymphknoten geschwollen)
Mildert die Schmerzen

Halswickel mit Zitrone (warme bis heiße Anwendung)
Wirkt schleimlösend bei leichteren, chronischen Halsschmerzen (wundes, anhaltend kratzendes Gefühl, verstärkt beim Schlucken)
Anwendung: Mit Zitronenscheiben: Die Zitrone mit heißem Wasser von Schmutz und Wachs befreien, in ca. ½ cm dicke Scheiben schneiden, in einer Reihe in ein Tuch einschlagen und klopfen oder mit dem Handballen zerdrücken.
Achtung: Die Zitronenschale kann die Haut reizen und zu Juckreiz führen!
Anwendung: Mit Saft und ätherischem Öl: Eine ungespritzte Zitrone in einer Schüssel in wenig Wasser aufschneiden und auspressen. Die Schale dabei mehrfach einritzen, so geht das ätherische Öl der Schale in Lösung und entweicht nur gering.
Achtung: Bei einer gespritzten Zitrone nur den Saft (bei komplizierter Haut diesen auch nur verdünnt) verwenden.
Das doppelt bis dreifach gelegte Innentuch tränken, gut auswringen, auf ein längeres, trockenes Zwischentuch legen und beide zusammen um den Hals legen, dabei den Wirbelsäulenbereich eher freilassen (vor allem bei kühler Anwendung besteht die Gefahr einer Nervenreizung), eventuell mit einer Mullbinde befestigen und mit einem Wolltuch abschließen.
Dauer der Anwendung: Ca. ½ bis 1 Stunde. Den Wickel belassen, solange er angenehm wirkt. Nach dem Abnehmen eventuell ein Seidentuch oder einen Wollschal um den Hals oder einen Rollkragenpullover tragen. Die Anwendung 2–3-mal täglich wiederholen.

Die **Zitrone** ist überall dort angebracht, wo ein Stoffwechselprozess an einer falschen Stelle überschießt, wo also übermäßige Wärmeprozesse eingeschränkt und abgegrenzt werden müssen. Der Saft der Zitrone wirkt zusammenziehend, fördert das Abschwellen des entzündlich-aufgequollenen Gewebes, bringt es wieder in Form und strafft es. Das ätherische Öl erfrischt, belebt, wirkt antibakteriell und entzündungshemmend.

Heiße Alternative:

Kartoffelwickel

(Siehe unter „Nackenkompresse mit Kartoffeln“, Seite 71)

Kühle Alternativen:

Halswickel mit Magerquark

Empfehlenswert zum Beispiel bei fiebriger Angina
Wirkt kühlend und entzündungshemmend
Anwendung: Die Auflage kann meist ertragen werden, bis der Quark eingetrocknet ist.
(Siehe unter „Brustauflage mit Quark“, Seite 62)

Halswickel mit Weißkohl

Wirkt kühlend und beruhigend
Anwendung: Saubere, von der Blattrippe befreite Kohlblätter mit einer Flasche walzen oder klopfen (keine Holzgegenstände verwenden, da diese den Saft aufsaugen), direkt um den Hals legen und mit einem Schal befestigen.

Halswickel mit Salz

Empfehlenswert bei Lymphknotenschwellung oder eitriger Angina
Anwendung: 1 Esslöffel Salz in ¾ Liter Wasser auflösen

Halswickel mit rohen Zwiebelscheiben

Empfehlenswert bei Mandelentzündung

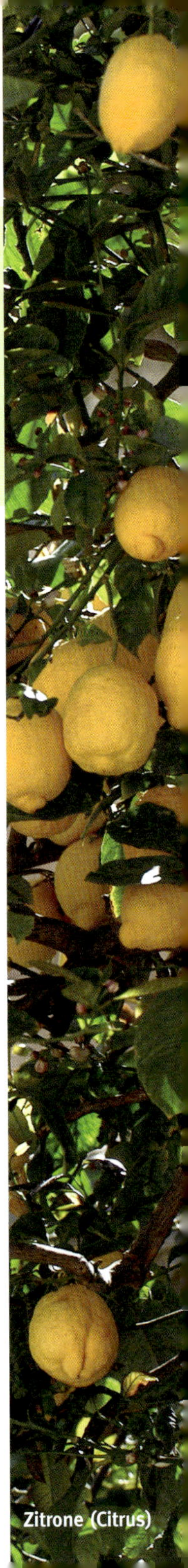

Zitrone (Citrus)

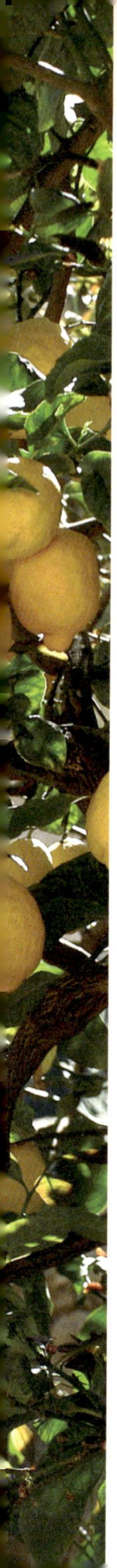

Halswickel mit einem Brei aus 5 Esslöffeln Heilerde, Wasser und 5 Tropfen Arnika-Essenz
Anwendung: Vorsichtig abnehmen, da der getrocknete Brei zerbröselt. Hinterher die Haut warm abwaschen.

Kauen von Gewürznelken
Wirkt lokalanästhesierend und entzündungshemmend

Gurgeln oder schlückchenweises Einnehmen von Zitronensaft
Reinigt die Schleimhäute von Belägen und wirkt schmerzlindernd
Anwendung: Mit 1 Tasse heißem Wasser verdünnt einnehmen.
Dauer der Anwendung: Stündlich oder mehrmals täglich

Gurgeln oder schlückchenweises Einnehmen von 1 Esslöffel Honig in 1 Glas warmem Wasser
Empfehlenswert bei leichten Infektionen im Mund-Rachenraum

Gurgeln oder schlückchenweises Einnehmen von Leinsamenschleim
Bildet einen Schutzfilm auf der gereizten Schleimhaut
Anwendung: 1 Teelöffel in ¼ Liter kaltes Wasser ansetzen, 60 Minuten ziehen lassen und leicht erwärmen oder kurz aufkochen.

Gurgeln oder schlückchenweises Einnehmen von Salzwasser
Anwendung: ½ Teelöffel Salz in 1 Glas warmem Wasser auflösen.

Gurgeln oder schlückchenweises Einnehmen von Obstessig
Wirkt abschwellend
Anwendung: 1 Teelöffel Obstessig in 1 Glas warmes Wasser geben.

Gurgeln oder schlückchenweises Einnehmen von Brombeersaft und Milch
Empfehlenswert bei Heiserkeit
Anwendung: Saft und Milch erwärmen und alle 20 Minuten jeweils 1 Teelöffel davon im Wechsel einnehmen.

Gurgeln oder schlückchenweises Einnehmen von Schlehen- oder Heidelbeermus
Wirkt gerbend
Anwendung: Mit Wasser verdünnt einnehmen.

Gurgeln oder schlückchenweises Einnehmen von Brombeerblätter-, Walderdbeerblätter- oder Salbeitee
Wirkt gerbend, schleimhautberuhigend, abschwellend, desinfizierend und schmerzlindernd
Anwendung: 1 Prise pro 1 Tasse Wasser kalt ansetzen und aufkochen lassen oder 10 Minuten in heißem Wasser ziehen lassen. Den Salbei eventuell auch in Milch aufkochen, etwas Honig dazugeben und in kleinen Schlucken trinken. Diese Zubereitung ist vor allem bei Heiserkeit empfehlenswert.

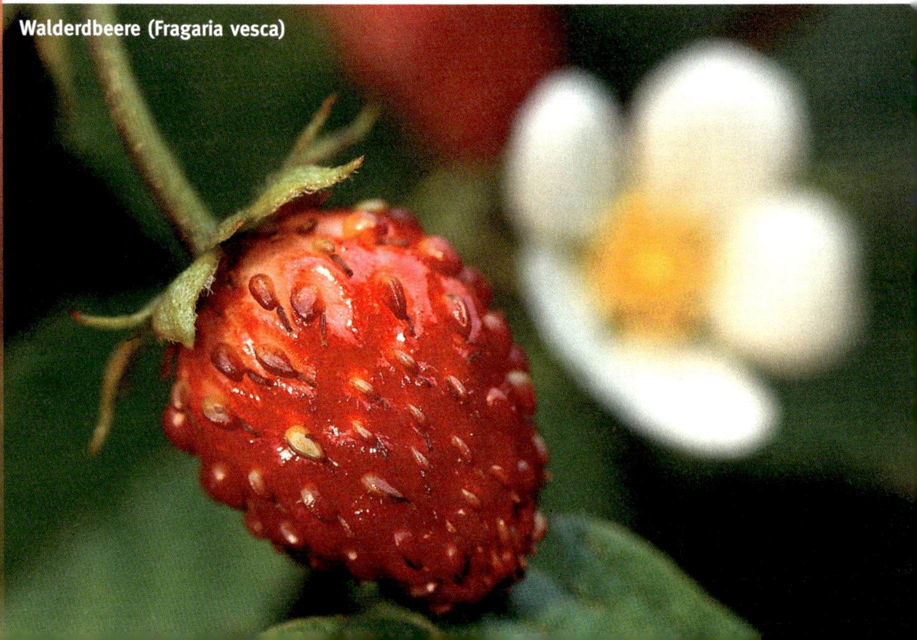
Walderdbeere (Fragaria vesca)

Gurgeln oder schlückchenweises Einnehmen von Honig und Zwiebelsaft

Gurgeln oder schlückchenweises Einnehmen von Ringelblumen-, Malven-, Eibisch- oder Huflattichtee (auch als heißes Getränk zu empfehlen!)
Wirkt reizlindernd und schleimhautschützend

Gurgeln oder schlückchenweises Einnehmen von Thymian- oder Kamillentee
Wirkt keimhemmend und entzündungshemmend

Tipp: Frische Salbeiblätter kauen. Salbeipastillen lutschen ist eine „süße" Alternative. Ebenso kann man einfach mehrmals täglich 1 Teelöffel Honig im Mund zergehen lassen. Tee mit Kardamom, Ingwer, Nelken und/oder (Cayenne-) Pfeffer wirkt wohltuend schmerzlindernd.

Hautprobleme

Entzündungen, Juckreiz, Ekzeme, Nesselsucht

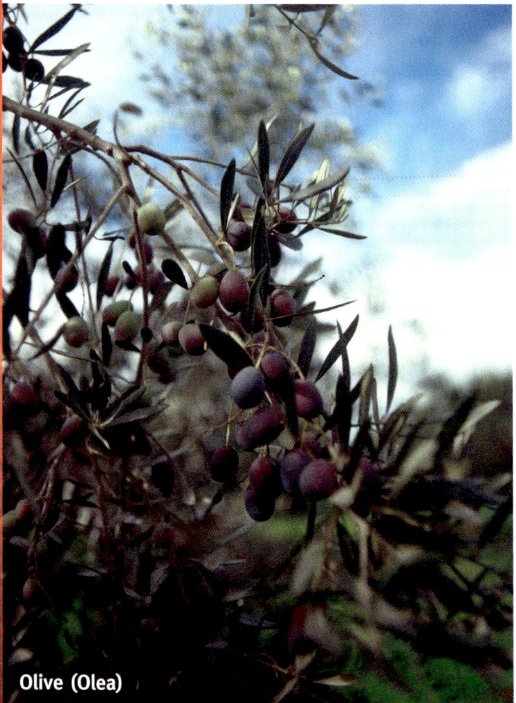
Olive (Olea)

Tipp: Allgemein gilt: trockene Erscheinungen sollten eher trocken, nässende feucht behandelt werden.

Trocken

Einpudern mit Bohnenmehl
Wirkt angenehm kühlend und lindernd

Einpudern mit Bärlappsporen

Einreiben mit Leinöl
Unterstützt die Barrierefunktion der Haut
Achtung: Sehr dünn auftragen!

Einreiben mit Teebaumöl
Anwendung: Am besten werden wenige Tropfen in eine neutrale, biologische Creme eingerührt. Reines Teebaumöl wirkt eher hautreizend!

Einreiben mit Propolissalbe
Wirkt epithelstärkend und -schützend

Abwaschen oder Betupfen mit Essig
Empfehlenswert zum Beispiel gegen Juckreiz bei Gelbsucht
Anwendung: Bei empfindlicher Haut wird im Verhältnis 1:4 mit Wasser verdünnt.

Bäder mit Essig
Stabilisieren den Säureschutzmantel der Haut
Anwendung: 3–4-mal pro Woche einen kräftigen Schuss Essig ins Badewasser geben.

Essig hat nahezu den gleichen pH-Wert wie gesunde Haut. Er unterstützt also die Wiederherstellung eines gesunden Milieus, der schützende Säuremantel der Haut wird erneuert. Gegenüber Cremes hat der Essig den Vorteil, das Ekzem nicht zu verschließen.

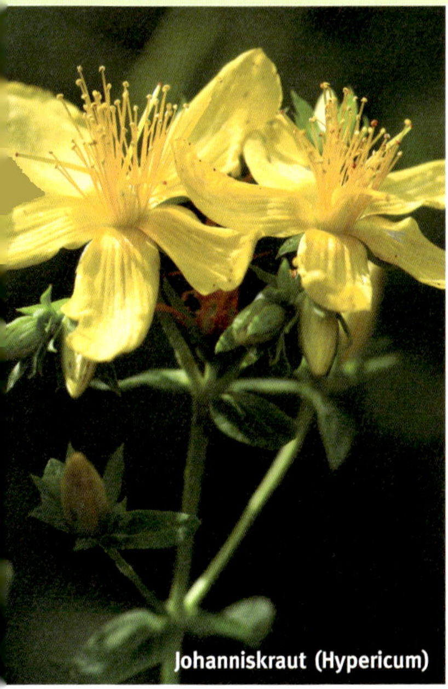
Johanniskraut (Hypericum)

Ölkompresse mit Oliven-, Johanniskraut- oder Leinöl
Wirkt regenerierend
(Siehe unter „Ölkompressen“, Seite 25)

Bäder mit Kleie
Empfehlenswert vor allem bei schuppenden, juckenden Ekzemen
Anwendung: 500–1000 g Weizenkleie in 5 Liter kaltes Wasser geben und zum Kochen bringen, ½ Stunde kochen lassen und ins Badewasser absieben.
Dauer der Anwendung: 8–10 Minuten bei 35–40 °C

Breiauflage mit Haferflocken
Wirkt entzündungshemmend, reizlindernd, straffend und hautnährend
Anwendung: Eventuell noch mit 1 Eigelb und 1 Teelöffel Honig (auf 1 Esslöffel zermahlene Haferflocken) verrühren.
Danach die Haut lauwarm abwaschen.
Dauer der Anwendung: ca. 60 Minuten

Breiauflage mit Heilerde, verrührt zum Beispiel mit Kamillen- oder Ackerschachtelhalmtee
Wirkt entzündungshemmend, kühlend, bindet Giftstoffe, liefert wichtige Mineralien und Spurenelemente

Breiauflage mit der Mischung aus einer pürierten Banane und 1 Teelöffel Honig
Empfehlenswert zum Beispiel auch bei rauen Ellenbogen
Anwendung: Hinterher mit lauwarmem Wasser abwaschen.

Nässend

Umschläge, Waschungen oder Bäder mit Honig und Milch (1:1) und etwas Zitronensaft (gut verrührt)
Empfehlenswert vor allem bei Akne
Anwendung: Am Abend die betroffenen Stellen damit bestreichen, am nächsten Morgen abspülen.

Umschläge, Waschungen oder Bäder mit Ackerschachtelhalmtee
Anwendung: 3 Esslöffel Equisetum werden in 2 Litern Wasser kalt angesetzt und nach 12 Stunden für 10 Minuten gekocht (oder gleich 20–25 Minuten kochen). Diese Abkochung wird dann dem Badewasser zugesetzt.
Bei Nesselsucht ist ein kurzes kühles Nachduschen empfehlenswert.
Dauer der Anwendung: 8–10 Minuten bei 35–36 °C

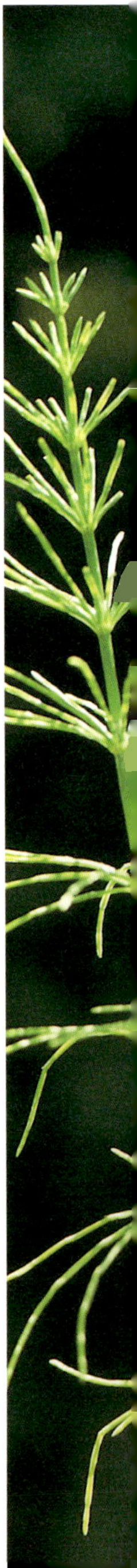

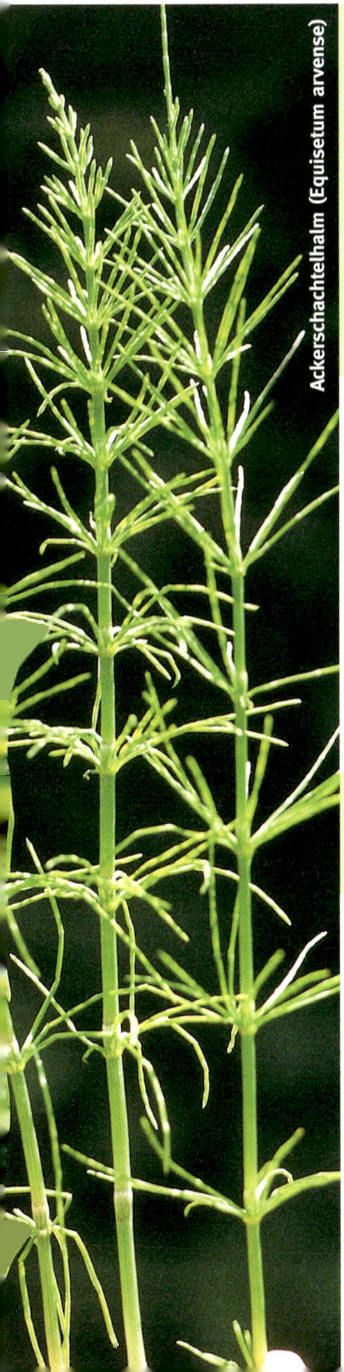
Ackerschachtelhalm (Equisetum arvense)

Der **Ackerschachtelhalm** folgt der klaren Linie des Stengelprinzips, enthält viele Luftröhren und ist sehr rhythmisch gestaltet. Wesentlich ist der hohe Kieselsäuregehalt (40–90% in der Asche). Die Kieselsäure ist eng verbunden mit den Oberflächengestaltungen der Haut (Haare, Nägel). So dient sie der Entwicklung der Haut zur gesunden Grenze nach außen und Sinnesregion.

Umschläge, Waschungen oder Bäder mit der Abkochung von Kiefernsprossen oder Haferstroh
Wirken strukturierend

Umschläge, Waschungen oder Bäder mit Eichenrindetee
Anwendung: 2 gehäufte Esslöffel auf 1 Liter kaltes Wasser ansetzen, 12 Stunden ziehen lassen, dann 30 Minuten kochen.

Die starke Erdigkeit der **Eichenrinde** unterstützt die Festigung der Epidermis.

Umschläge, Waschungen oder Bäder mit Tee von Kamille, Augentrost, Malve, Gänseblümchen, Frauenmantel, Labkraut oder Ringelblume
Empfehlenswert vor allem auch zur Entfernung von Krusten und verhärtetem Wundsekret (ca. 5 Minuten einweichen)
Wirken reizlindernd

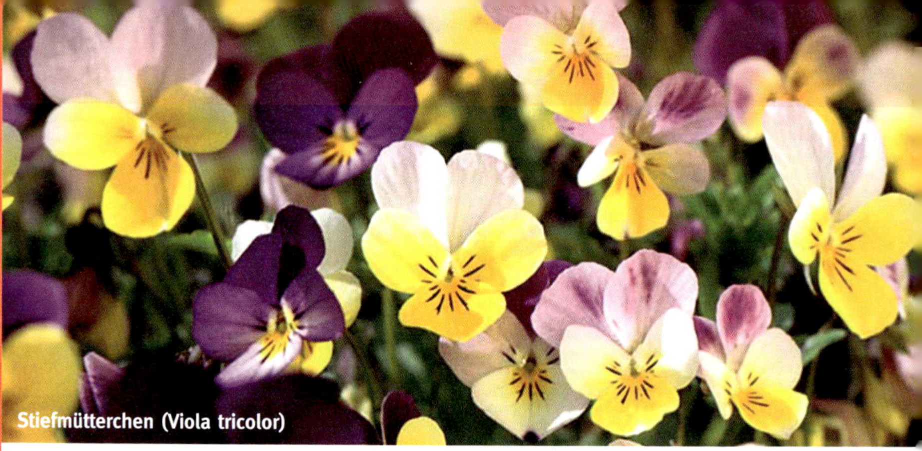

Stiefmütterchen (Viola tricolor)

Umschläge, Waschungen oder Bäder mit Stiefmütterchentee
Anwendung: 1 ½–2 Teelöffel Kraut mit 1 Tasse heißem Wasser übergießen, 10 Minuten ziehen lassen.
Dauer der Anwendung: Die Kompressen sollten 1–2 Stunden feucht gehalten werden und können bis zu 3 mal täglich angewendet werden.

Breiauflage mit Quark
(Siehe unter „Brustauflage mit Quark", Seite 62)

Breiauflage mit Leinsamen
(Siehe unter „Breiauflage mit Leinsamen", Seite 94)

Breiauflage mit dem zerstoßenen Kraut des Löwenzahns
Man kann auch einfach die Löwenzahnmilch auftragen.

Feuchte Hände

Bäder
Dauer der Anwendung: Täglich 10–15 Minuten

Bäder mit Kamillen-, Salbei- oder Eichenrindetee
Anwendung: Den Eichenrindetee 30 Minuten kochen.

Tipp: Salbeitee ist bei Neigung zu starkem Schwitzen oder Nachtschweiß auch als Getränk hilfreich.

Bäder mit Kernseife

Bäder mit Essigwasser (1:3 Teile)
Wirken auf übermäßige Flüssigkeitsprozesse reduzierend
Anwendung: Man kann auch nach dem Baden die Fußsohlen mit Essig einreiben.

Abwaschung mit Zitrus(-Bademilch)

Abwaschung mit Salzwasser
Anwendung: 1 Esslöffel Salz auf 1 Liter ca. 34 °C warmes Wasser. Danach nur trocken tupfen und vorgewärmte Kleidung überziehen.

Hautpilz

Einreiben mit frisch zerdrücktem Knoblauch
Dauer der Anwendung: Ca. 1 Woche lang mehrmals täglich

Einreiben mit Teebaumöl-Salbe
Dauer der Anwendung: Ca. 1 Woche lang mehrmals täglich

Einreiben mit Lavendelöl (auf 10% verdünnt)
Dauer der Anwendung: Ca. 1 Woche lang mehrmals täglich

Hühneraugen

Auflage mit halbierten Rosinen
Anwendung: Nach der Behandlung ein heißes Fußbad nehmen und das Hühnerauge abschaben oder herauslösen.
Dauer der Anwendung: 3–4 Tage, alle 24 Stunden erneuern

Auflage mit frischen Zwiebelscheiben

Auflage mit Hauswurzblättern
Anwendung: Die Blatthaut vorher abziehen!

Auflage mit geschabter Kernseife

Sonnenbrand oder andere leichte Verbrennungen

Sofortmaßnahmen

Diese dienen vor allem der Milderung und Begrenzung des schmerzhaften Entzündungsgeschehens.

Tipp: Als Erstes den betroffenen Bereich in kaltes Wasser tauchen oder unter fließendes Wasser halten.

Abreiben mit Zitronensaft, einer angeschnittenen Tomate oder Joghurt
Wirkt erfrischend, kühlend und straffend
Dauer der Anwendung: 5–10-minütlich über 2 Stunden

Abwaschung mit Obstessig (auch als lauwarmes Bad mit dem Zusatz einer Tasse Essig)
Lindert das Brennen und stabilisiert die Hautfunktion
Dauer der Anwendung: 5–10-minütlich über 2 Stunden

Abwaschung mit kaltem Schwarztee
Wirkt gerbend und entzündungshemmend
Dauer der Anwendung: 5–10-minütlich über 2 Stunden

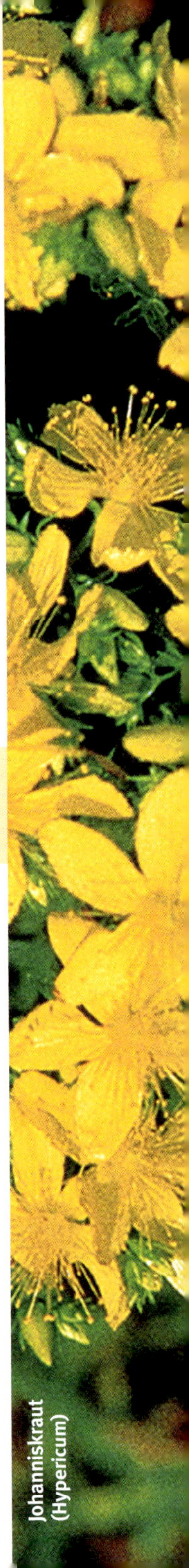
Johanniskraut (Hypericum)

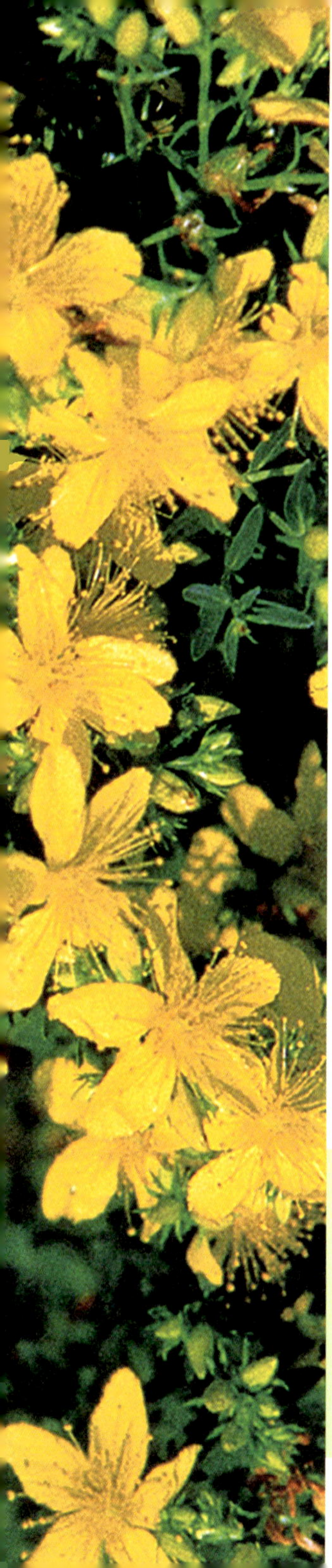

Kompresse mit Quark
Dauer der Anwendung: ca. 20 Minuten
(Siehe unter „Brustauflage mit Quark“, Seite 62)
Achtung: Den Quark nicht direkt auf die Haut aufbringen, er kann bei starker Hitze „festbacken“ und nur schmerzhaft abzulösen sein.

Kompresse mit abgekühltem Leinsamenbrei
Wirkt mild ausgleichend und unterstützt die Elastizität der Haut
Anwendung:
Leinsamen(-schrot) mit Wasser (im Verhältnis 1:1) zu Brei kochen.

Nachbehandlung

Diese soll die Abstoßung des zerstörten Gewebes und die Regeneration der Haut unterstützen.

Leichtes Auftragen von Oliven- oder Johanniskrautöl

Das **Johanniskraut** ist ganz durch das Licht-Wärme-Element geprägt. Es vermag die Regulation nicht mehr beherrschter Flüssigkeitsprozesse nach einer Entzündung oder Verbrennung wieder anzuregen, trägt Aufbau- und Ernährungsprozesse bis in die Nerven- und Sinnessphäre hinein, wirkt so schmerzlindernd und wundheilend.

Warzen

Betupfen mit dem eigenen Speichel

Betupfen mit dem Milchsaft von Schöllkraut, Löwenzahn oder Zypressen-Wolfsmilch
Dauer der Anwendung: Mehrmals täglich

Einreiben mit Rizinusöl
Dauer der Anwendung:
Über 2–3 Wochen mehrmals täglich

Einreiben mit Propolissalbe
Dauer der Anwendung:
Über 2–3 Wochen mehrmals täglich

Auflage mit Bananenschalen
Empfehlenswert bei Dornwarzen an den Fußsohlen
Anwendung: Nach einem heißen Fußbad die Hornschicht um die Dornwarze soweit möglich entfernen. Ein Stück reife Bananenschale mit der Innenseite auf die Warze legen und mit einem Pflaster befestigen.
Häufigkeit der Anwendung:
2–3-mal täglich erneuern

Auflage mit Knoblauchscheiben
Häufigkeit der Anwendung:
2–3-mal täglich erneuern

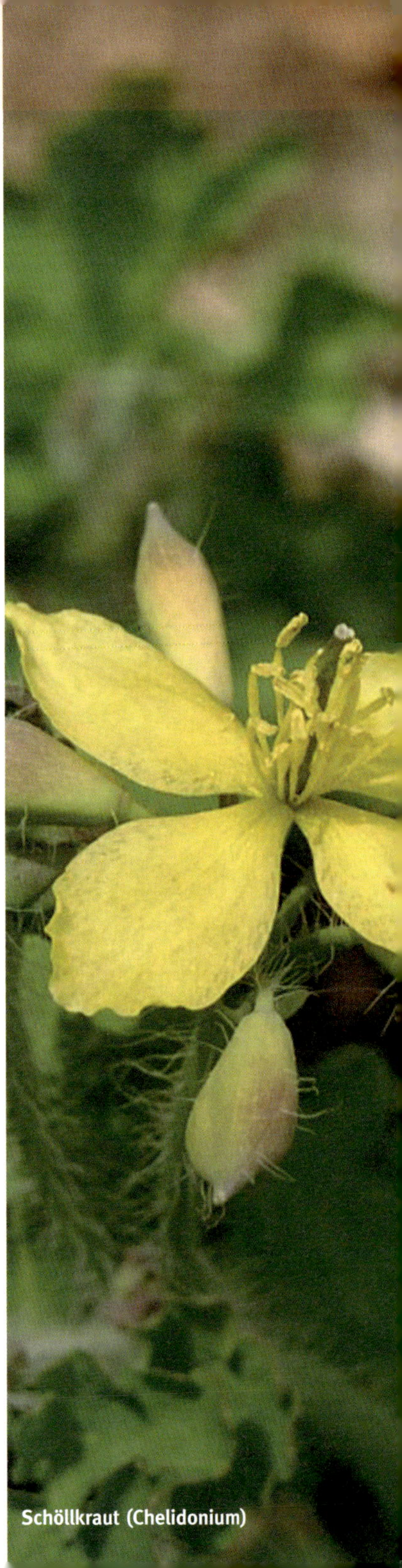

Schöllkraut (Chelidonium)

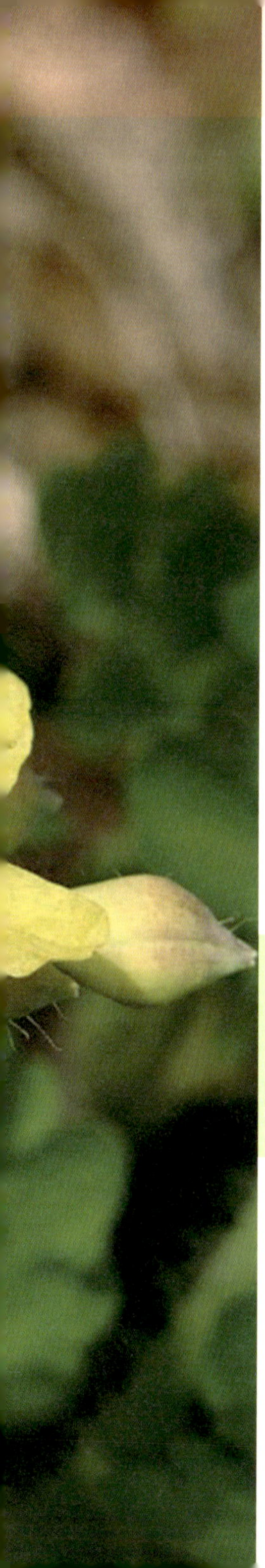

Husten und Bronchitis

Brustauflage mit Honig

Empfehlenswert bei schmerzhaftem Reizhusten

Wirkt entspannend

Anwendung: Ein 2–3-fach gelegtes Stück Baumwollstoff mit Honig bestreichen (möglichst mit einem Holzspatel, so dick wie ein gut bestrichenes Butterbrot), auf einem umgedrehten Topfdeckel über kochendem Wasser oder auf einer Wärmflasche erwärmen.

Die Honigseite direkt auf die Brust legen, darüber ein Stück Rohwolle und dann den Oberkörper ganz umwickeln – satt aber nicht zu eng bei halber Einatmung, oder das Ganze mit einem eng anliegenden T-Shirt oder Schlafanzugoberteil halten und darüber eine Strickjacke oder einen Pulli anziehen.

Husten ist ein Reflex, der hilft, Schleim, Staub und andere störende Stoffe aus den Atemwegen zu entfernen. Gedämpft werden sollte deshalb allenfalls trockener Reizhusten. Dies kann vor allem durch Wärmeanwendungen geschehen.

Brustauflage mit Quark

Empfehlenswert bei fieberhafter Bronchitis

Wirkt schleim- und krampflösend, hustenreizlindernd

Anwendung: Zimmerwarmen, frischen Magerquark (eventuell noch mit Milch, Essig oder Zitrone versetzt) ca. 1 cm dick auf ein trockenes, dünnes Innentuch streichen (zum Beispiel auf einem Backblech). Das Tuch so einschlagen, dass sich zwischen Quark und Haut nur eine Lage Stoff befindet, eventuell noch zusätzlich zwischen zwei in Plastiktüten gehüllten Wärmflaschen temperieren (nicht zu heiß, sonst gerinnt der Quark), anlegen und rundum gut zudecken.

Ein Zwischentuch ist zur Aufnahme der austretenden Flüssigkeit empfehlenswert, eventuell auch eine Folie oder Ähnliches als Bettschutz.

Der Wickel kann 1 ½–2 Stunden bleiben, wenn man dabei nicht friert!

Nach dem Abnehmen die Haut mit warmem Wasser waschen und gut abtrocknen. Jetzt ist warme Kleidung wichtig.

Die Innen- und Zwischentücher sollten gründlichst ausgewaschen und luftig getrocknet werden.

Achtung: Nur bei guter Durchwärmung des ganzen Körpers anwenden!

Der **Quark** trocknet auf der Haut und erzeugt dadurch einen gewissen freimachenden Saugeffekt. Die enthaltene Säure „formt“ die überschießenden Stoffwechselprozesse (unterstützt durch Zusatz von Essig oder Zitrone), die Molke verflüssigt das „Festsitzende“ (die Entzündungsstoffe; unterstützt durch zugegebene Milch) und wirkt so schleimlösend und lindernd auf den Reiz- beziehungsweise Krampfhusten.

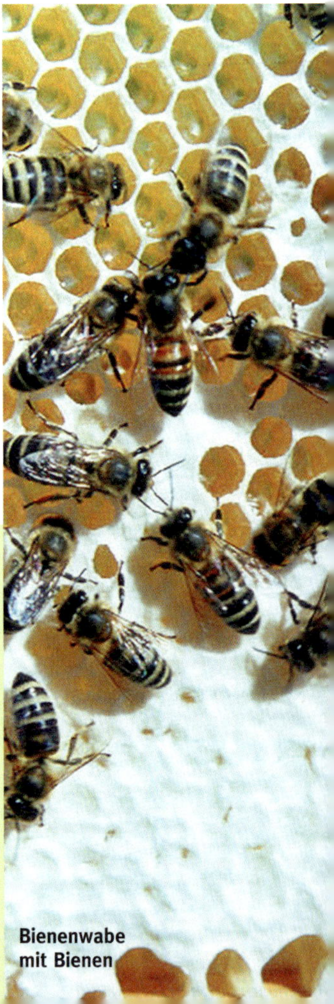

Bienenwabe mit Bienen

Brustauflage mit Bienenwachs
Wirkt entspannend, beruhigend, schleimlösend und hustenreizlindernd
Anwendung: Das Wachs (zum Beispiel Waben oder eine Kerze) im Wasserbad flüssig machen, ein Stück Leinen eintauchen, kurz trocknen lassen und nicht mehr flüssig und nicht zu heiß auflegen (es soll auf der Haut kleben!), Wolle darüber.
Zur weiteren Verwendung in Pergamentpapier verpackt lagern und jeweils zwischen Wärmflaschen neu erwärmen.
Dauer der Anwendung: 30–60 Minuten

Bienenwachs erzeugt eine besonders anrührende Wärme, die niemals bedrängt.

Brustauflage mit gekochten Kartoffeln
Wirkt hustenreizlindernd und schleimlösend
Achtung: Die Hitze kann Beklemmungsgefühle erzeugen!
(Siehe unter „Nackenkompresse mit Kartoffeln“, Seite 71)

Brustauflage mit Zwiebeln
Wirkt schleimlösend
(Siehe unter „Ohrenkompresse mit Zwiebeln“, Seite 84)

Brustauflage mit Zitrone
Löst festsitzenden Husten, wirkt aufmunternd und fieberregulierend
Achtung: Der Patient soll dabei nicht schwitzen!
Anwendung: Bis zu einer Körpertemperatur von ca. 38,5 °C heiß anwenden, ab 39 °C das Wasser ungefähr 2 °C kühler lassen. Beim Abnehmen die Haut leicht abtrocknen.
(Siehe unter „Halswickel mit Zitrone“, Variante mit Saft und ätherischem Öl, Seite 47)

Brustauflage mit Obstessig (eventuell unter Zusatz von etwas Pfeffer)
Empfehlenswert bei nächtlichem trockenen Husten
Anwendung:
Ein Stoffläppchen tränken und auswringen, dann angewärmt auflegen.

Tipp: Ein paar Tropfen Essig auf das Kissen träufeln!

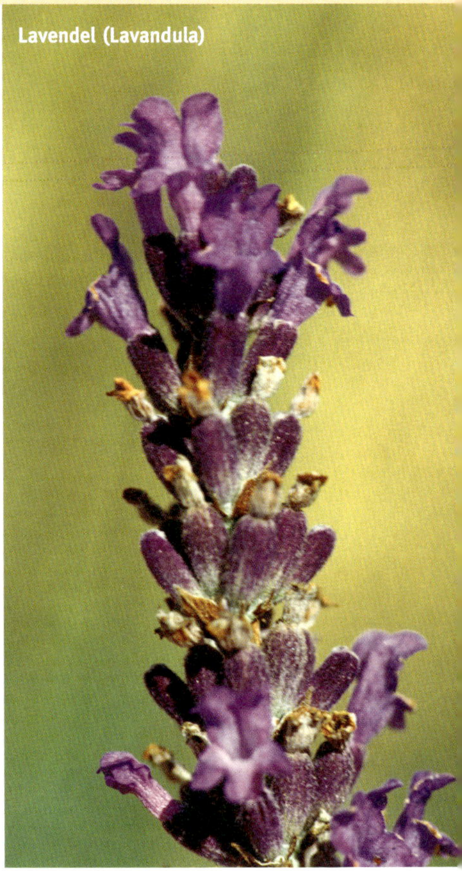

Brustauflage mit Weißkohlblättern
Anwendung: Die Blätter mit einer Flasche weichklopfen, walzen und anwärmen.

Brustauflage mit Equisetumöl (Ackerschachtelhalm)
Empfehlenswert bei Kraftlosigkeit und zehrender Bronchitis

Brustauflage mit Johanniskrautblütenöl
Wirkt durchwärmend und lindert starken Hustenreiz (auch bei Lungenmetastasen)

Brustauflage mit Lavendelöl
Empfehlenswert vor allem bei nächtlichem Husten
Wirkt beruhigend, reiz- und krampflösend, antiseptisch
Achtung: Nur in Verdünnung (10%) verwenden, sonst kann es zur Verstärkung des Hustenreizes oder zu Hautreizungen kommen!

Brustauflage mit Thymianöl
Empfehlenswert bei krampfartigem Husten (auch Keuchhusten, spastischer Bronchitis), starker festsitzender Schleimbildung
Wirkt entzündungshemmend

Brustauflage mit Eukalyptusöl
Empfehlenswert bei starker Schleimbildung, „feuchter" Bronchitis
Wirkt bakterienhemmend, auswurffördernd und kühl befreiend
Achtung: Bei Überdosierung treten in seltenen Fällen Hautreizungen, Kopfschmerzen oder Übelkeit auf!
(Siehe unter „Ölkompressen", Seite 25)

Viele **ätherische Öle** führen zu einer lokalen Durchblutungsförderung und Erwärmung. Dies ist die Voraussetzung für die schleimlösende, den Hustenreiz lindernde und entzündungshemmende Wirkung dieser leicht flüchtigen Stoffe, die durch Haut und Atmung aufgenommen werden.

Dampfkompresse mit Thymiantee
Empfehlenswert bei krampfartigem, hartnäckigem Husten, zum Beispiel Keuchhusten oder spastischer Bronchitis
Wirkt durchwärmend, entzündungshemmend und krampflösend
(Siehe unter „Dampfkompressen", Seite 27)

Rückenauflage mit Ingwer (geriebene Wurzel oder Gewürzpulver)
Empfehlenswert bei hartnäckiger Bronchitis mit krampfartigen Schmerzen
Wirkt leicht hautreizend, tief und anhaltend durchwärmend, krampf- und sekretlösend, die Urinausscheidung anregend
Achtung: Die Blase sollte entleert sein, die Füße müssen warm sein – sonst sollte man vorher ein Fußbad nehmen oder die Füße zusätzlich mit einer Wärmflasche warm halten.
Aufgrund der gesteigerten Sinnesempfindlichkeit während des Wickels ist das Abdunkeln des Zimmers zu empfehlen.
Anwendung: Ca. 1 gestrichenen Esslöffel Ingwerpulver mit 300 ml heißem Wasser aufgießen, mit diesem Sud das mehrfach gefaltete Innentuch übergießen und tränken (bei hautempfindlichen Menschen

das Innentuch in ein Wringtuch packen, damit keine Ingwerpartikel auf die Haut gelangen), sehr gut auswringen (!) und auflegen, mit dem Außentuch fixieren. Bei der Nierenauflage das Zwischentuch gefaltet als Lordosekissen unterlegen, um ein dichtes Anliegen sicherzustellen. Rundum gut zudecken (vor allem auf Schultern und Füße achten!). Günstig ist es, die Arme über der Decke zu lassen und diese fest seitlich unter den Körper zu stecken, Arme und Schultern werden dann mit einer weiteren Decke oder einem Bademantel zugedeckt.
Danach die Haut zum Beispiel mit Oliven- oder Lavendelöl einreiben, um die Wärme zu halten und eine eventuelle Hautreizung zu lindern. Zur Nachruhe (½ Stunde) nochmals ein warmes (Woll-)Tuch umlegen.

Dauer der Anwendung: ca. ½ Stunde

Achtung: Innerlich aufsteigende Unruhe, Kopfschmerzen, Niedergeschlagenheit oder Ähnliches sollten erfragt werden. Bei der Wiederholung der Anwendung sollte in diesem Fall mit Wringtuch, eventuell auch weniger Ingwerpulver oder verkürzter Dauer gearbeitet werden.

Die exotische **Ingwer**pflanze bildet in ihrem Wurzelstock kräftige ätherische Öle. Diese bewirken weniger eine Hautreaktion (kaum Rötung oder Brennen) als vielmehr eine pulsierende, wohlige innerliche Erwärmung mit Beruhigung und Vertiefung der Atmung, Sekretlösung und einer Erhöhung der Schlafbereitschaft, die in der Regel einen kurzen (ca. ½ Stunde), erquickenden Schlaf mit anschließendem Tatendrang zur Folge hat. Der Ingwer unterstützt die physiologische morgendliche Wärmezentrierung. Deswegen sollte diese Anwendung eher am Morgen und nicht zur Nacht stattfinden.

Die auch antibakteriell wirkenden **Senf**öle dringen in Haut und Schleimhäute ein und üben durch den Hautreiz über Reflexzonen Fernwirkungen auf innere Organe aus, so zum Beispiel Linderung von Entzündungen und Schmerzen, Anregung des Stoffwechsels, Kreislauftonisierung, Atemvertiefung und Sekretlösung. Dem Organismus wird ein starker Wärmeprozess von außen zugemutet, gegen den er sich wehren muss. Es sollten bei dem Kranken also gewisse Kraftreserven vorhanden sein. Eine Senfanwendung unterstützt die nachmittägliche, in den Abend hineindauernde Wärmeausdehnung und -abstrahlung.

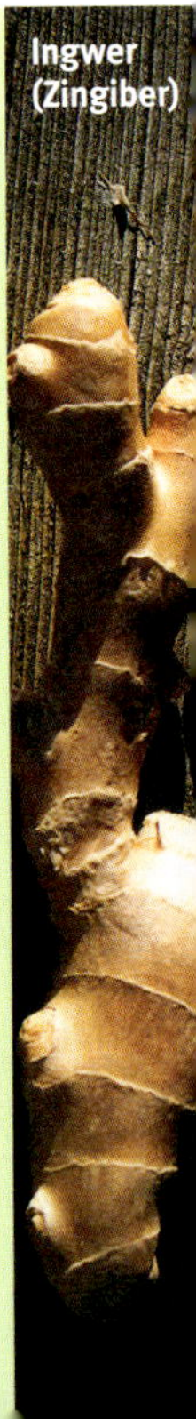

Ingwer (Zingiber)

Rückenauflage mit schwarzem Senf

Empfehlenswert bei akuter Bronchitis mit eher stechenden Schmerzen
Wirkt stark hautreizend und löst ein oberflächliches Brennen aus

Achtung: Den Patienten vorher über das typische sonnenbrandähnliche, leicht schmerzhafte Brennen informieren!

Anwendung:

1. Möglichkeit: Das Senfmehl mit warmem Wasser zu einem Brei rühren, diesen auf ein Küchenpapier messerrückendick ausstreichen, mit einem zweiten Küchenpapier abdecken, auflegen und mit einem Zwischen- und Wolltuch befestigen.

2. Möglichkeit: Zum Anrühren des Breis kann etwas Wasser und Olivenöl verwendet werden. Diese Methode lindert die Schärfe und eignet sich so besser für die Anwendung bei Kindern. Einen ähnlich besänftigenden Effekt erzielt man schon durch das Einölen der Haut vor der Senfanwendung.

3. Möglichkeit: Das trockene Senfmehl 2 mm hoch zwischen die Küchentücher streichen und diese in ein breites Baumwolltuch einfalten. Dieses Päckchen straff aufrollen oder so falten, dass das Mehl nicht zusammenrutscht. Dann mit gut warmem Wasser tränken (unter dem Wasserhahn oder in einer Schüssel), gut ausdrücken, darüber als Nässeschutz ein mehrfach gefaltetes Frotteetuch auflegen und das Ganze mit einem Wolltuch befestigen.

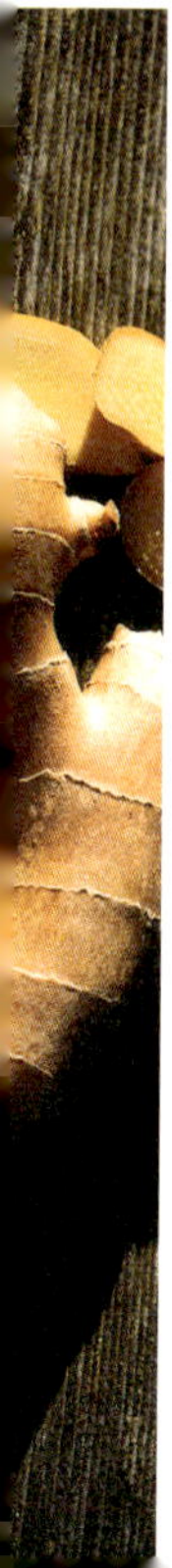

Diese Anwendung erfordert Erfahrung, sollte also unter Anleitung erlernt werden!

Achtung: Auf jeden Fall sind Hautreaktion und Befinden zu kontrollieren (beim ersten Mal minütlich). Sobald der Kranke ein deutliches Brennen spürt, wird die Auflage abgenommen (meist nach wenigen Minuten). Auf den geröteten Bereich wird etwas Oliven- oder Melissenöl aufgetragen. Dies lindert das stechende Brennen und verwandelt es in wohltuende Wärme.

Zur Nachruhe (ca. ½ Stunde) wird das warme Außentuch nochmals umgelegt. Der lokale Hautreizeffekt (Rötung) sollte vor der nächsten Anwendung abgeklungen sein.

Achtung: Beim Auswaschen des Innentuchs kaltes Wasser verwenden, da durch warmes oder gar heißes Wasser stechende Dämpfe (Allyl-Senföl) frei werden, die die Augen und Schleimhäute stark reizen.

Rückenauflage mit Rohmilch

Empfehlenswert bei langwieriger, schwächender Bronchitis

Anwendung: Die Milch gut erwärmen (nicht kochen), ein doppelt gefaltetes Innentuch darin tränken und auswringen, auflegen, mit einem Zwischen- und Wolltuch umhüllen.

Innen- und Zwischentücher sollten sehr gründlich ausgewaschen und luftig getrocknet werden.

Dauer der Anwendung: ca. ½–1 Stunde

Schröpfköpfe am Rücken setzen

(Siehe unter „Schröpfköpfe setzen", Seite 27)

Vollbad mit Thymiantee

Anwendung: 1 Handvoll Thymiankraut mit 1 Liter kochendem Wasser übergießen, 15–20 Minuten ziehen lassen, dann dem Badewasser (38 °C) zugeben.

Dauer der Anwendung: Ca. 15 Minuten, danach 1 Stunde Nachruhe im eventuell vorgewärmten Bett!

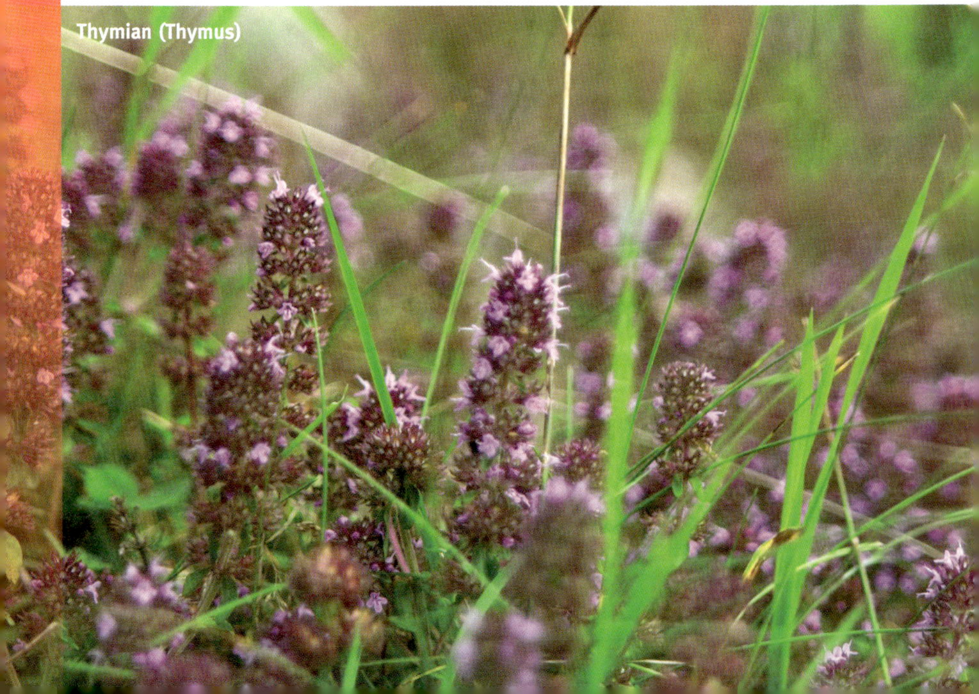

Thymian (Thymus)

Kopfschmerzen

Feuchte Stirnkompresse mit Obstessig

Empfehlenswert bei hartnäckigen Kopfschmerzen (dann auch zirkulär als „Stirnband")

Anwendung: Ein Tuch mit Essig tränken, ausdrücken und auflegen.

Dauer der Anwendung: 5–20 Minuten

Feuchte Stirnkompresse mit Lavendel(-Bademilch)

Empfehlenswert bei Unruhe, nervöser Anspannung, Überarbeitung, nervlicher Erschöpfung und Reizbarkeit

Wirkt entspannend, ausgleichend, beruhigend, die Schlafbereitschaft fördernd und klärend (italienisch „lavare" = reinigen)

Anwendung: Einen Schuss Lavendelbademilch in kühles Wasser geben, darin einen Waschlappen tränken, leicht ausdrücken und auflegen.

Feuchte Stirnkompresse mit Rosmarin(-Bademilch)

Empfehlenswert bei niedrigem Blutdruck, Schwindel, Entkräftung, Kältegefühl, kaltschweißigen Extremitäten

Wirkt stoffwechselanregend, tonisierend, durchwärmend und krampflösend

Hier kann auch warmes Wasser angebracht sein.

Breiauflage mit Quark

Empfehlenswert beim „Hitzkopf"

(Siehe unter „Brustauflage mit Quark", Seite 62)

Breiauflage mit Kümmel

Anwendung: Diesen zermörsern oder mahlen, mit verdünntem Essig zu einem Brei rühren und auf ein Läppchen auftragen.

Breiauflage mit getrockneten oder frischen Wachholderbeeren

Wirkt durchblutungsfördernd, wärmend und stoffwechselanregend

Anwendung: Die Beeren zerreiben, mit verdünntem Essig zu einem Brei rühren und auf ein Läppchen auftragen.

Einreibung mit Pfefferminzöl
Empfehlenswert bei Spannungskopfschmerzen
Wirkt erfrischend und belebend
Anwendung: Schläfen, Stirn oder Nacken mit dem Öl einreiben.
Achtung: Nicht zu nah an die Augen kommen – es kann zu Reizungen kommen.

Nackenkompresse mit Meerrettich
Achtung: Halskettchen abnehmen!
Empfehlenswert bei „grippigem" Kopfschmerz, auch bei Nacken- und Schulterverspannung
Wirkt hautreizend, schleimlösend bei Erkältung, Muskelspannungen lösend
Anwendung: Geriebenen ungeschälten Meerrettich fingerdick in das Kompressentuch packen (ca. 8 x 12 cm) und zukleben; dann auflegen und ein Frotteetuch wie eine Stola über Nacken und Schultern breiten, nicht festkleben!
Alternativ kann die Auflage mit einer Pyjamahose befestigt werden: Das Gesäßteil liegt auf dem Rücken, die Beinteile werden über die Schultern und unter den Armen hindurchgezogen und am Rücken miteinander verknüpft.
Man kann dabei mit aufgestützten Armen am Tisch sitzen.
Die Haut zwischendurch kontrollieren, bei starker Rötung und Schmerz abbrechen! Die Auflage belassen, bis das Brennen deutlich empfunden wird.
Die Haut hinterher mit Öl pflegen. Die Nachruhe ist wichtig, dabei vor allem den Nacken warmhalten und Zugluft meiden. Vor einer Wiederholung der Behandlung sollte die Rötung ganz abgeklungen sein.
Dauer der Anwendung: Längstens 10 Minuten
Achtung: Brandwundengefahr!

Das scharfe **Allyl-Senföl** des Meerrettich verursacht in der Haut eine starke Durchblutung und Wärme, wodurch die gestauten Stoffwechselprozesse in Bewegung gebracht werden.

Sanftere Varianten der Nackenkompresse

Nackenkompresse mit Zwiebeln

Wirkt hautreizend und ableitend
(Siehe unter „Ohrenkompresse mit Zwiebeln“, Seite 84)

Nackenkompresse mit Kartoffeln

Anwendung: Die mit der Schale gekochten Kartoffeln in ein angefeuchtetes Innentuch packen und mit der Hand zerdrücken, eventuell Küchenpapier als Tuchschutz einlegen. Das 2–3 cm dicke Päckchen vorsichtig auflegen.
Dauer der Anwendung: Die Nackenkompresse belassen, solange sie warm bleibt.
Danach die Haut ölen, ½ – 1 Stunde Nachruhe. Mehlige Kartoffeln halten die Wärme besser als wässrige Sorten.
Achtung: Beim „Fest-Anziehen“ des Außentuches wird's noch mal heißer, deshalb die Wärme 1 Minute lang an der Innenseite des Unterarmes prüfen! Kartoffeln sind sehr gute Wärmeträger: Auch hier sind Verbrennungen möglich!

Nackenkompresse mit Johanniskrautöl

Wirkt sanft durchwärmend
(Siehe unter „Ölkompressen“, Seite 25)

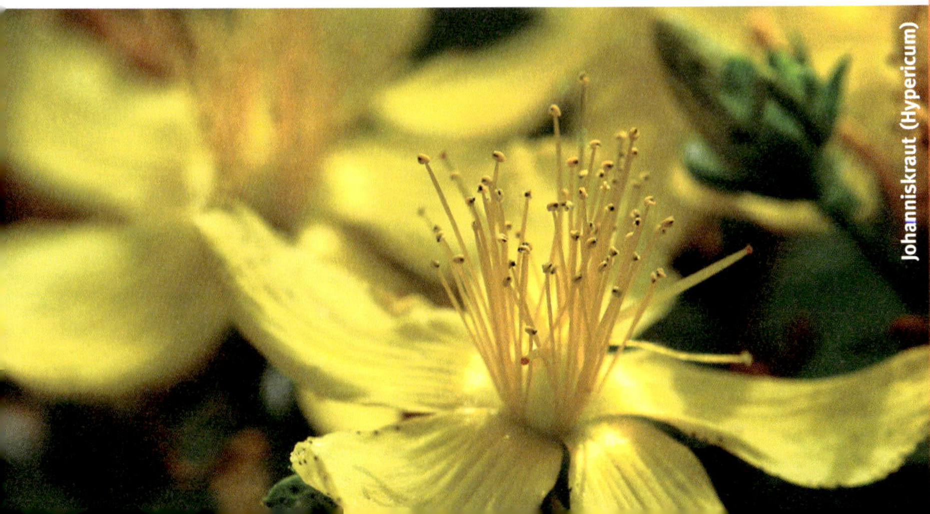
Johanniskraut (Hypericum)

Tipp: Sehr wohltuend wirkt auch ein Nackenkissen, das mit Dinkelspelzen oder Hirse gefüllt ist. Dieses kann (eventuell angewärmt) über Nacht eine deutliche Linderung vermitteln.

Nacken-Dampfkompresse mit Wasser
Wird sehr heiß ertragen!
(Siehe unter „Dampfkompressen“, Seite 27)

Heublumenkissen als Nacken-Dampfkompresse
(Siehe unter „Heublumenkissen“, Seite 35)

Heißes Armbad (mit verschiedenen Zusätzen möglich)
Empfehlenswert bei Mattigkeit, Erschöpfung, Neigung zu Schwindel, nervösem Herzklopfen und Erkältung
Entlastet den zentralen Kreislauf, bewirkt eine peripher reflektorische Gefäßerweiterung und Sekretlösung bei Erkältung
Anwendung: Innerhalb von 15–20 Minuten von 35 °C auf 39 °C ansteigend, bis zur Mitte der Oberarme reichend.

Tipp: Im Sommer (zum Beispiel bei hoher Ozonbelastung) ist Zitrone in kaltem Wasser sehr wohltuend. Dann aber nur 1–3 Minuten baden.

Heißes Fußbad (nur mit heißem Wasser, ohne weitere Zusätze)
Wirkt durchwärmend und lösend

Heißes Fußbad mit Zitrone (Saft und Schale)
Empfehlenswert nach den ersten Anzeichen einer Erkältung, bei beginnendem grippalen Infekt
Anwendung: Eine kniehohe Fußwanne oder einen Eimer mit 38–42 °C warmem Wasser füllen, die Zitrone unter Wasser mehrfach einschneiden (so teilt sich das ätherische Öl dem Wasser mit) und auspressen. Ein Handtuch über den Knien hält die Wärme und schützt vor zu starken Sinnesreizen durch die entweichenden Duftstoffe; immer wieder warmes Wasser zugeben.
Dauer der Anwendung: ca. 15–20 Minuten
Achtung: Der Oberkörper sollte warm angezogen sein! Zur Nachruhe Kniestrümpfe, besser Wollsocken anziehen.

Die im sonnigen Klima reifende **Zitrone** vermag sich so gegen Licht und Wärme abzugrenzen, dass sie ihre charakteristische saure Saftigkeit bewahrt und nicht süß wird (wie zum Beispiel die Orange). Die Zellkammern, die das Fruchtfleisch einteilen, sind – botanisch gesehen – Dornen, die anstatt nach außen nach innen wachsen.
Diese Anwendung der Zitrone leitet die Hitze und die zu starken Stoffwechselprozesse in die meist kalten Füße ab. Wirksam werden dabei auch die zentrierend strukturierenden Eigenschaften, die dieser Frucht eingeprägt sind.
Der Duft der Zitrone vermittelt ein Gefühl von Frische und Unbeschwertheit und fördert so die Vitalität.

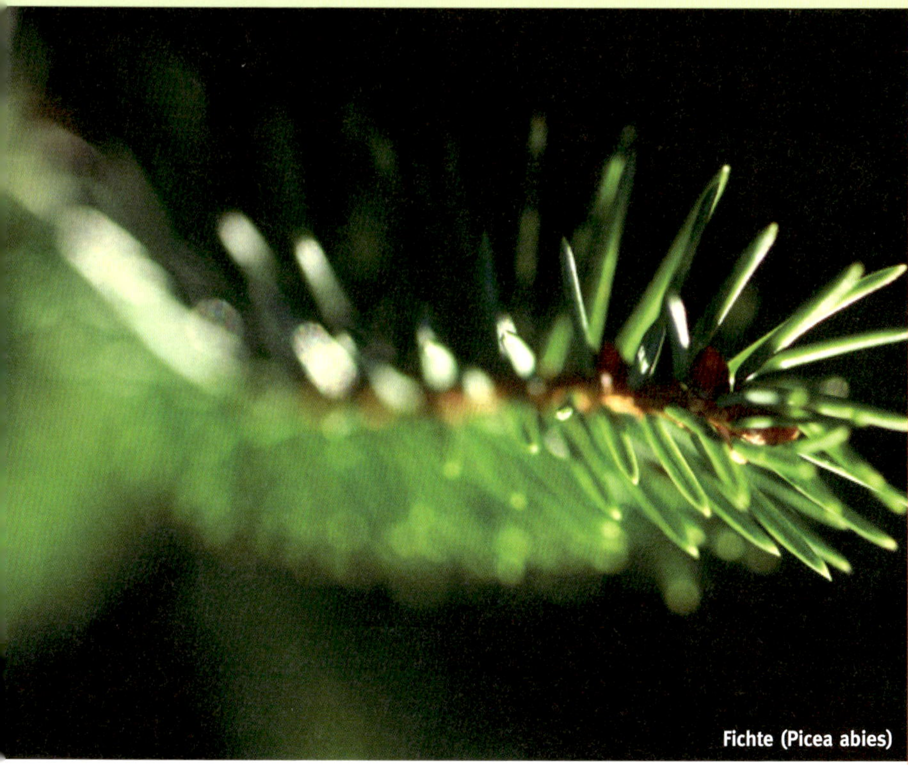
Fichte (Picea abies)

Heißes Fußbad mit Fichtennadelzusatz

Empfehlenswert vor allem bei nervös-überreizter Schlaflosigkeit

Heißes Fußbad mit schwarzem Senfmehl

Wirkt stark durchblutungsfördernd

Anwendung: 2–4 Handvoll schwarzes Senfmehl in 10–15 Liter ca. 37–40 °C warmes Wasser einrühren. (Die für die Wirkung notwendigen Inhaltsstoffe werden entgegen bisheriger Annahmen erst ab 70 °C zerstört.)

Baden, längstens bis die Haut leicht gerötet ist, und ein deutliches Brennen verspürt wird.

Mit warmem Wasser Senfreste abspülen, abtrocknen, etwas Öl (zum Beispiel Olivenöl) dünn auftragen und Wollsocken anziehen, anschließend ½ Stunde Nachruhe im Bett.

Soll die ableitende oder eine bewusstseinsweckende Wirkung länger anhalten, kein Öl zur Nachbehandlung verwenden.

Dauer der Anwendung: 5–15 Minuten

Achtung: Verbrennungsgefahr, Wiederholung der Anwendung frühestens am nächsten Tag und nach Abklingen der Rötung!

Unter Umständen sind hier auch Senf-Wadenauflagen (siehe unter „Rückenauflage mit schwarzem Senf", Seite 67) einfacher anzuwenden.

Die starke Vitalität des **Senfs** findet in einer „Befeuerung" des ursächlich erkälteten unteren Teils des Organismus' ihren Ausdruck. Dadurch wird der Kopfbereich von seiner schmerzenden Überhitzung befreit. Die falsch lokalisierten Stoffwechselaktivitäten werden zur gesunden Seite hin verlagert.

Heißes Fußbad mit Rosmarin(-Bademilch)

Wirkt durchwärmend und tonisierend

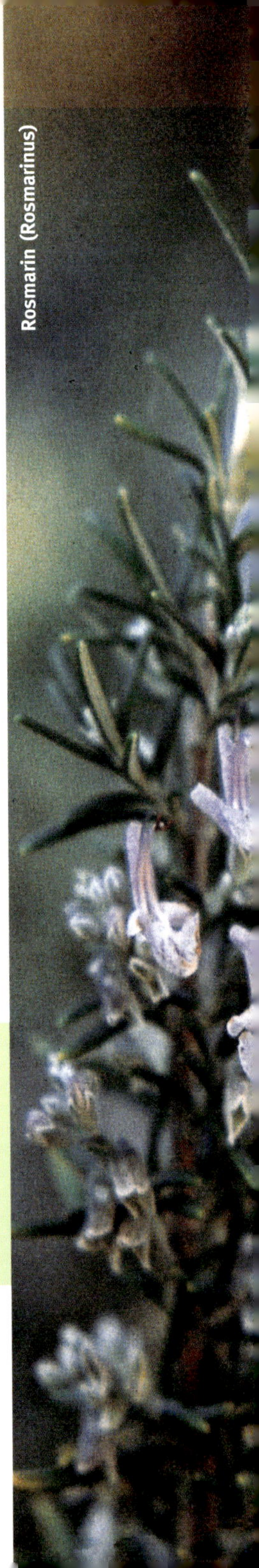

Rosmarin (Rosmarinus)

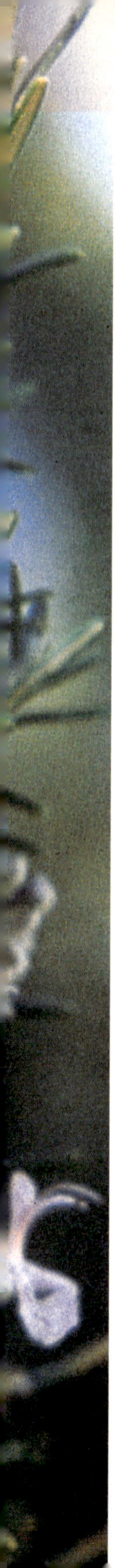

Kompressen mit Meerrettich auf die Fußsohlen
(Siehe unter „Nackenkompresse mit Meerrettich“, Seite 70)
Anwendung: Mit einer Mullbinde oder mit Socken die Kompressen so befestigen, dass sie schnell abzunehmen sind!

Tautreten (auch Schnee- oder Wassertreten)
Empfehlenswert bei morgendlichem Kopfschmerz (oft mit Stuhlverstopfung einhergehend)
Achtung: Nur bei warmen Füßen!
Anwendung: Nach Abstreifen der Feuchtigkeit trockene Socken anziehen und durch Gehen für Erwärmung sorgen.
Dauer der Anwendung: Einige Minuten

Krampfaderbeschwerden

Der Blutrückfluss ist verlangsamt, die Flüssigkeit ist nicht mehr in den Kreislauf integriert und staut sich im Gewebe. Die Beine werden müde, schwer, schwellen an und schmerzen.

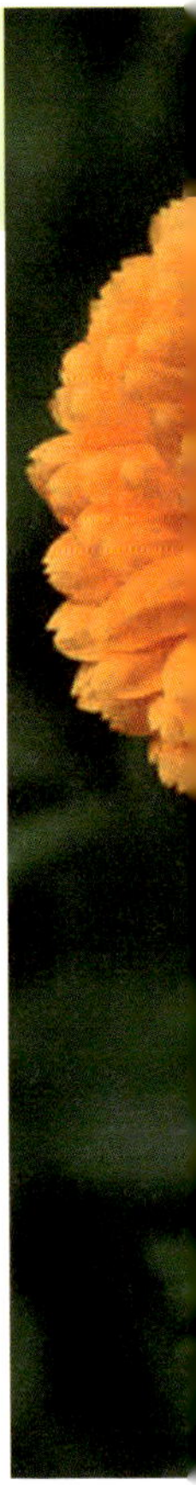

Sanftes, kreisendes Einreiben (herzwärts) der Beine und Füße mit Ringelblumensalbe
Anwendung: Nach dem Einreiben sollten die Beine zur Nachruhe noch einige Minuten hochgelegt werden.

Umschläge mit Quark
(Siehe unter „Brustauflage mit Quark“, Seite 62)

Umschläge mit kühlem Essigwasser
Empfehlenswert vor allem bei Venenentzündung

Umschläge mit zerquetschten Weißkohlblättern
Regen die ordentliche Flüssigkeitsintegration an

Umschläge mit Königskerzenblättern
Wirken abschwellend
Anwendung: Die Blätter gut zerquetschen, kurz in heißes Wasser tauchen, bis sie schlaff werden (ca. 1–3 Minuten) und so auflegen. Mit einem Baumwollzwischen- und einem Wolltuch befestigen.
Dauer der Anwendung: ca. 1 Stunde

Umschläge mit warmem Tee von der gelben Taubnessel
Wirken erleichternd

Wadenhohes Fußbad mit einer Abkochung von altem Kaffeesatz
Wirkt mild gerbend
Achtung: Keine heißen Bäder bei Krampfadern! Das Bad lauwarm nehmen.

Mundschleimhautentzündungen

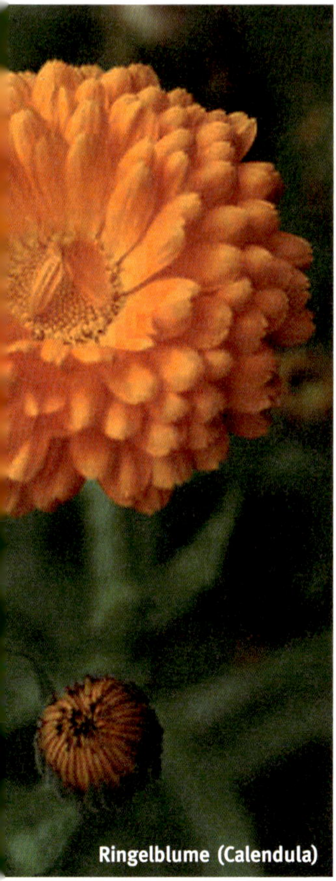
Ringelblume (Calendula)

Spülen (mehrmals täglich) mit Ringelblumen- oder Kamillentee
Wirkt entzündungshemmend und schleimhautpflegend

Spülen mit Olivenöl oder mit Rizinusöl
Wirkt reizlindernd und schleimhautregenerierend

Spülen mit Huflattichtee, Malven- oder Leinsamen-Mazerat
Anwendung: 1 Teelöffel mit 200 ml kaltem Wasser ansetzen und 2 Stunden ziehen lassen.
Achtung: Diesen Schleimstoff-Extrakt schnell verbrauchen, da die Verkeimungsgefahr groß ist.

Spülen mit Pfefferminztee oder verdünntem Zitronensaft
Wirkt kühlend, speichelflussanregend und zusammenziehend

Spülen mit Salbei-, Odermennig-, Walnussblätter- oder Eichenrindetee
Empfehlenswert bei Blutungsneigung
Wirkt gerbend und zusammenziehend
Anwendung: 1 Esslöffel mit ½ Liter kaltem Wasser ansetzen und 30 Minuten kochen.

Gerbstoffe „härten" die Schleimhäute und entziehen somit den Bakterien den Nährboden. Die gegerbte Schleimhaut wird später zugunsten neuen gesunden Gewebes abgestoßen.

Spülen mit verdünnter Ratanhia-Tinktur
Wirkt gerbend

Spülen mit Heidelbeersaft
Beruhigt den Entzündungsprozess

Spülen mit 1 Esslöffel Honig in 1 Glas warmem Wasser
Empfehlenswert bei leichten Infektionen im Mundraum

Einstreichen mit Butter
Löst Borken und starke Beläge

Betupfen mit reinem Teebaumöl (3-mal täglich)
Empfehlenswert bei Herpes labialis

Betupfen mit Honig
Empfehlenswert bei Herpes labialis

Betupfen mit dem Saft von frischen Borretschblättern
Empfehlenswert bei Herpes labialis

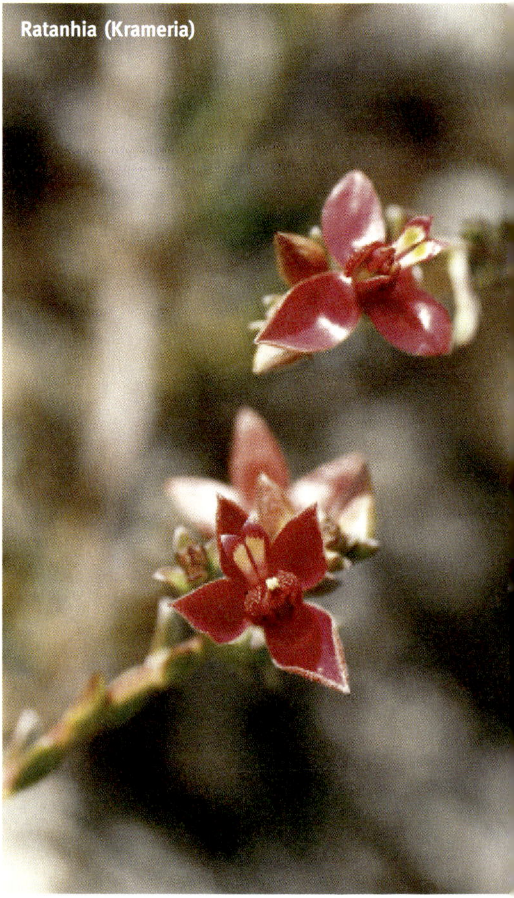
Ratanhia (Krameria)

Muskelkater, Muskelverspannungen und Muskelzerrungen

Breiauflage mit Kartoffeln
(Siehe unter „Nackenkompresse mit Kartoffeln", Seite 71)

Breiauflage mit Leinsamen, der eventuell mit etwas Majoran vermischt wird
(Siehe unter „Breiauflage mit Leinsamen", Seite 94)

Breiauflage mit schwarzem Senf
(Siehe unter „Rückenauflage mit schwarzem Senf", Seite 67)
Empfehlenswert auch als kleine Kompresse am linken Oberarm bei Herzenge

Feuchte Auflage mit Obstessig
Anwendung: Ein in Essig getränktes, dann ausgewrungenes Tuch anlegen. Auf die Auflageseite kann zur Wirkungssteigerung etwas Cayennepfeffer aufgestreut werden.

Apfelessig entsteht durch zweimalige Gärung aus Apfelsaft (Zwischenstufe nach der ersten Gärung unter Luftabschluss ist der alkoholhaltige „Most"; die zweite Gärung findet unter Sauerstoffexposition statt und verwandelt den Alkohol in Essigsäure). Seine goldene Farbe gibt ihm das Tannin aus den zerrissenen Zellwänden frischer, reifer Äpfel. Tannin ist ein natürliches Konservierungsmittel. Außer diesem enthält Essig viele Mineralstoffe, Vitamine, essenzielle Aminosäuren und verschiedene Enzyme. Viele Bestandteile verflüchtigen sich in der Luft, wie ätherische Öle. Die nachzuweisenden antiseptischen und antibiotischen Eigenschaften sind wohl vor allem auf die enthaltene Essig-, Milch- und Propionsäure zurückzuführen.

Einreiben mit dem Saft aus rohen Kartoffeln

Einreiben mit Öl, zum Beispiel von Arnika, Johanniskraut oder Thymian
Nach der Anwendung sollten die behandelten Gebiete gut warm gehalten werden.

Rosmarin enthält ein sehr feuriges ätherisches Öl. Dieses ist leicht entzündbar und brennt mit einer blauen Flamme.

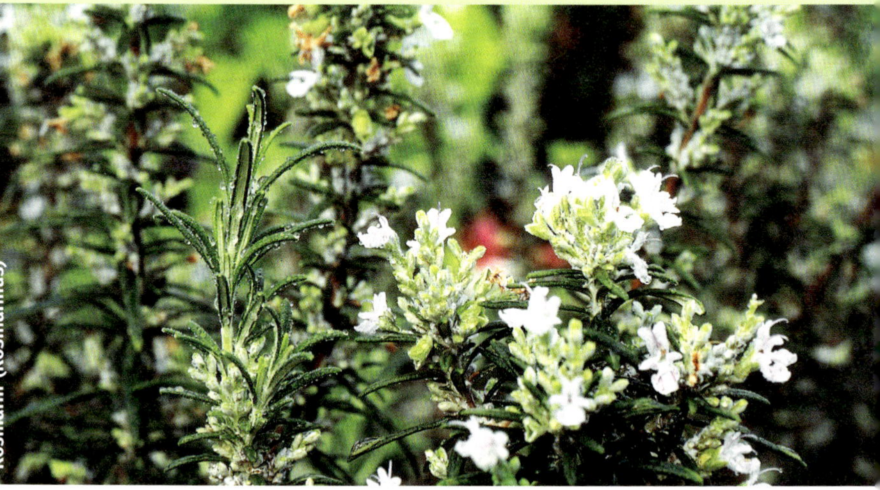

Rosmarin (Rosmarinus)

Bäder mit Rosmarinzusatz
Wirken durchblutungsfördernd

Bäder mit einem Schuss Essig
Anwendung: Das Badewasser fühlt sich durch den Essig nicht mehr so heiß an und kann so im hier günstig wirkenden oberen Temperaturbereich besser ertragen werden.

Schröpfköpfe setzen
(Siehe unter „Schröpfköpfe setzen“, Seite 27)

Nasenbluten

Nasenspülung mit kaltem Zinnkrauttee (= Ackerschachtelhalm) oder Hirtentäscheltee

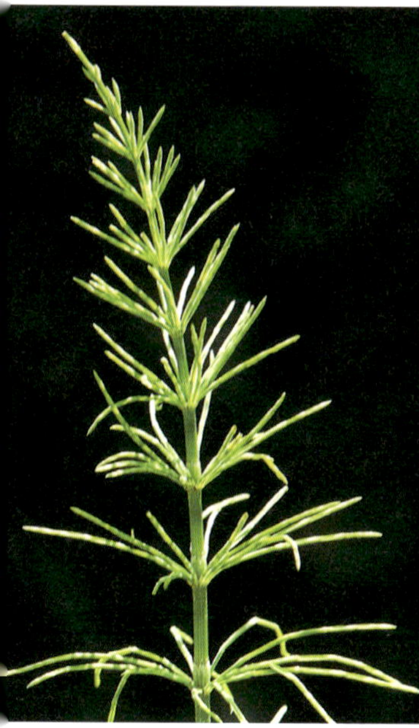

Ackerschachtelhalm (Equisetum arvense)

Tipp: Einen kalten Waschlappen in den Nacken legen (dies fördert reflektorisch die Blutstillung), Kopf nach vorne beugen und eventuell das blutende Nasenloch etwa 3–4 Minuten zudrücken.

Einbringen zerdrückter oder zerkauter Schafgarbenblätter

Nervenschmerzen

Zum Beispiel Ischialgie oder Hexenschuss

Tipp: Eine **Stufenlagerung** dehnt die Wirbelzwischenräume und entlastet so die gereizten Nervenbahnen.
Anwendung: Man liegt auf einer Decke auf dem Boden und legt die Unterschenkel auf einen Hocker oder Stuhl.
Dauer: Mindestens 5 Minuten
Große Erleichterung bringt oft schon eine heiße Wärmflasche (Vorsicht, nicht zu heiß!) an der schmerzenden Stelle.

Kräuterkissen mit Heublumen
Anwendung: Das Säckchen in einem Topf mit so viel kochendem Wasser übergießen, dass es durch und durch feucht ist. 10–15 Minuten zugedeckt ziehen lassen, gut ausdrücken, eventuell in ein Tuch einschlagen und vorsichtig auflegen. Mit einem Wolltuch fest anwickeln.
(Siehe unter „Heublumenkissen", Seite 35)

Kräuterkissen mit Thymian, Schafgarbe und Kamille
Anwendung: Die Kräuter werden am besten frisch in der Sonne gepflückt und trocken aufgelegt.

Kirschkernkissen
(Siehe unter „Säckchen mit Kirschkernen", Seite 38)

Kissen mit Hirse, Sand oder Salz
Anwendung: Feinkörnig gefüllte Säckchen sind sehr schön anzumodellieren, bedürfen allerdings einer etwas längeren Anwärmzeit.

Breiauflage mit frisch geriebenem Meerrettich
Anwendung: Die Auflage angewärmt auf die entsprechende Stelle legen.
(Siehe unter „Nackenkompresse mit Meerrettich", Seite 70)

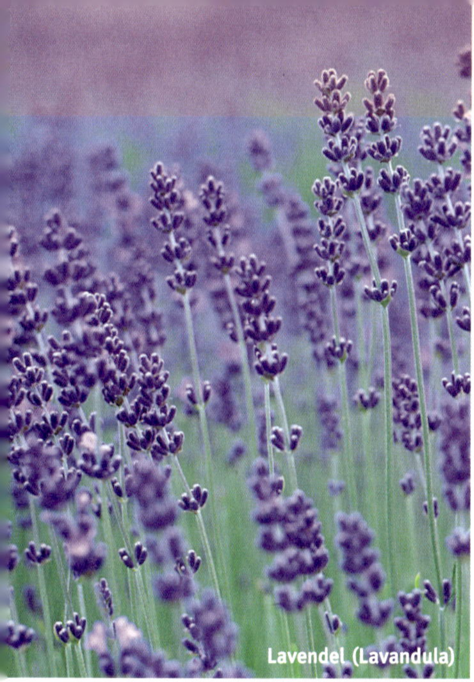

Breiauflage mit Leinsamen
Empfehlenswert auch bei Knochenhaut-Schmerzen durch Metastasen
(Siehe unter „Breiauflage mit Leinsamen", Seite 94)

Warme Auflage mit Kamillen-, Johanniskraut- oder Lavendelöl
Empfehlenswert bei Gürtelrose, Trigeminusneuralgie oder Rheuma
(Siehe unter „Ölkompressen", Seite 25)

Warme Auflage mit Karlsbader- oder Bittersalz ($MgSO_4$)
Anwendung: Ein Handtuch in einer gesättigten Lösung mit heißem Wasser tränken und so heiß wie möglich auflegen. Immer wieder erneuern oder mit Wärmflaschen warm halten, bis das Tuch trocken ist.
Dauer der Anwendung: 2–3 Stunden

Bäder mit Brennnesseltee
Anwendung: Möglichst mit frischem Kraut, das im Wasser belassen wird.

Bäder mit Fichtennadelzusatz
Wirken lösend und entspannend

Schröpfköpfe setzen
Anwendung: Schröpfköpfe an den entsprechenden Schmerzstellen platzieren. Bei Ischialgie auch an der Oberschenkelaußenseite zu empfehlen.
(Siehe unter „Schröpfköpfe setzen", Seite 27)

Ohrenschmerzen

Ohrenkompresse mit Zwiebeln

Anwendung: Eine Zwiebel zerhacken oder in feine Scheiben schneiden und eventuell in einer trockenen Pfanne oder, in Pergamentpapier verpackt, auf der Heizung erwärmen, in ein Mullsäckchen oder ein Taschentuch packen und dieses zukleben (als Rolle geformt lässt es sich wie eine Schnecke um das Ohr legen). Durch leichtes Drücken werden die ätherischen Öle frei.

Auf und ca. 4 cm hinter die Ohrmuschel legen, von den Schläfen bis zum Haaransatz hinter dem Ohr; Watte oder auch Rohwolle darüberlegen und die Anwendung mehrmals wiederholen.

Das Ganze mit einer angewärmten alten Mütze, Stirnband, Kopftuch oder Wollschal fixieren (Zwiebelgeruch bleibt haften!); bei Kindern kann man auch eine Stoffwindel als Kopftuch verwenden, die unter dem Kinn gekreuzt und im Nacken verknotet wird.

Mit dem Ohr auf eine flache, nur warme Wärmflasche legen.

Achtung: Dabei auf eine eventuelle Hautunverträglichkeit achten!

Dauer der Anwendung: ca. ½–1 Stunde

Der hohe Schwefelgehalt der **Zwiebel** regt Stoffwechselprozesse an und hilft, chronische oder stockende Entzündungsprozesse zu durchbrechen. Sie zieht Krankheitsstoffe an.

Ohrenkompresse mit zerquetschtem Weißkohl

Anwendung: Die Kompresse angewärmt auflegen.

Ohrenkompresse mit in Milch gekochten schwarzen Holunderbeeren

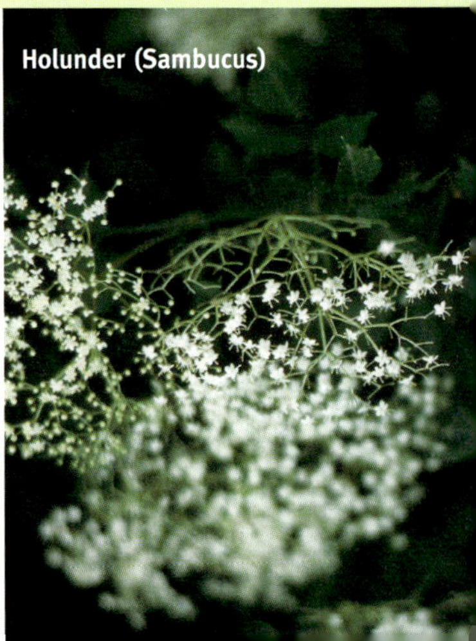
Holunder (Sambucus)

Kamillensäckchen als Ohrenkompresse (auch im Wechsel mit Zwiebelauflagen)
Anwendung: Eine Handvoll trockene Kamillenblüten in ein dünnes Tuch binden (2–3 cm dickes Päckchen), kurz durchkneten (so wird es geschmeidiger), zwischen zwei Wärmflaschen oder auf einem umgedrehten Deckel oder Sieb zugedeckt über einem mit kochendem Wasser gefüllten Topf ca. 10 Minuten erhitzen.
Die Kompresse vorsichtig auflegen und mit Wolle fixieren, mehrmals durch ein weiteres warm gehaltenes Säckchen ersetzen. Diese können 4–5-mal verwendet werden, solange sie noch duften.
Dauer der Anwendung: ca. ½ Stunde

Ohrenkompresse mit einer Knoblauchspitze
Anwendung: Die abgeschnittene Spitze einer Knoblauchzehe in einer Mullkompresse nur so weit ins Ohr stecken, dass sie wieder gut zu entfernen ist!

Ohrenkompresse mit Breitwegerich-Blättern
Anwendung: Die Blätter zerknüllt ins Ohr stecken.

Obstessigläppchen auflegen oder den warmen Essig einträufeln
Wirkt durchblutungsfördernd

Hirsekissen
Empfehlenswert bei Ohrensausen

Tipp: Bei Ohrensausen sind auch kalte Wadenwickel hilfreich.

Einreiben von Johanniskrautöl
Empfehlenswert auch zur Hautpflege zum Beispiel nach Zwiebelkompressen
Anwendung: Rund um das Ohr

Einträufeln von Königskerzenöl

Zubereitung: Eine Handvoll Königskerzenblüten in 100 ml Olivenöl 3–4 Wochen in die Sonne stellen und gelegentlich schütteln.

Tipp: Die leere Pipette unter heißem Wasser erwärmen, bevor die Tropfen aufgezogen werden.

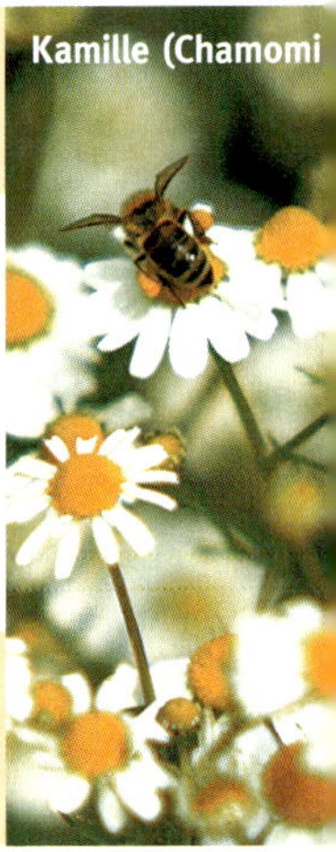

Einleiten von Dampf von heißem Holunder- oder Kamillentee

Anwendung: Mit Hilfe eines Trichters den Dampf ins Ohr einleiten.

Achtung: Verbrennungsgefahr!

Tipp: Diese Anwendung ist auch nützlich, um verhärtetes Ohrenschmalz zu erweichen.

Senfkompresse

Leitet die Entzündung ab

Anwendung: Am gegenüberliegenden Oberarm anlegen. (Siehe unter „Rückenauflage mit schwarzem Senf", Seite 67)

Zwiebelsocken

Anwendung: Die Zwiebelpäckchen mit Mullbinden und Wollsocken an der Fußsohle befestigen, diese können über Nacht bleiben.

Wirsingwickel

Empfehlenswert bei Ohrensausen

Anwendung: Über Nacht gut warm an die Waden anwickeln.

Tipp: Unterstützende Maßnahme!
4–6-mal am Tag mit einer Pipette einige Tropfen 0,9-prozentige Kochsalzlösung in die Nase träufeln oder diese hochschnupfen. So kann die Entzündungsflüssigkeit aus dem Mittelohr besser zum Rachen hin abfließen.

Prellungen und Quetschungen

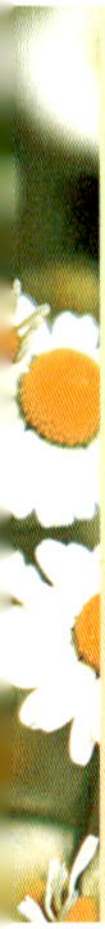

Wirksam wird beim **Quark**, ähnlich wie bei Alkoholpräparaten, die entstehende Verdunstungskälte, die die Gewebsschwellung und Hämatombildung hemmt und das Schmerzempfinden dämpft.

Tipp: Diese Anwendung ist leicht temperiert auch bei Brustdrüsenentzündungen in der Stillzeit zu empfehlen.

Auch Zerrungen, Verstauchungen, Verrenkungen mit Folgen wie Blutergüssen, oberflächlichen Entzündungen, akuten Gelenkentzündungen

Akutversorgung

Umschläge mit Quark
Wirken abschwellend und zugleich schmerzlindernd
Anwendung: Kalten Magerquark (eventuell gemischt mit etwas Öl; dies verhindert zu schnelles Austrocknen) direkt oder als Kompresse auf die betroffene Stelle geben und mit einem Handtuch bedecken.
Dauer der Anwendung: So lange belassen, bis der Quark warm geworden ist.
Achtung: Aber nicht belassen, bis er trocken krümelt – sonst kann er eine erneute Reizung hervorrufen!

Umschläge mit Eischnee und Petersilie
Anwendung: 2 gehäufte Esslöffel frisch gehackte Petersilie mit einem geschlagenen Eiweiß vermischen, diese Masse als Breiumschlag auf das verstauchte Gelenk legen und mit einer elastischen Binde befestigen.
Dauer der Anwendung: Alle 2 Stunden erneuern, bis Schmerzfreiheit erreicht ist.

Umschläge mit einer nahezu gesättigten Lösung von Salz in reinem Apfelessig
Anwendung: Diese Mischung ist auch zum Einreiben geeignet.

Umschläge mit kaltem Wasser

Wirken abschwellend

Anwendung: Hier bietet sich ein kalter Waschlappen an. Wechseln bei Erwärmung, kein Wollaußentuch verwenden.

Umschläge mit Franzbranntwein

Wirken kühlend

Umschläge mit Salzwasser

Anwendung: 1 Esslöffel Kochsalz in ½ Liter Wasser lösen, 2–3 Waschlappen oder ein mehrfach gefaltetes Frotteetuch damit tränken, ausdrücken, in eine Plastiktüte verpackt 2 Stunden ins Gefrierfach legen. Vor der Anwendung kurz ins Wasser tauchen (so wird die Kompresse wieder geschmeidiger).

Dauer der Anwendung: Nur kurz auflegen (ca. 1 Minute!). Frühestens nach 15 Minuten wiederholen!

Umschläge mit einem Erbsensäckchen

Anwendung: Man füllt ein Leinensäckchen (etwa 15 x 15 cm) zu ⅔ mit getrockneten Erbsen und kühlt dieses im Gefrierfach über 3–4 Stunden, bevor es aufgelegt wird.

Der Umschlag gibt eine sanftere Kälte ab als zum Beispiel ein Eisbeutel.

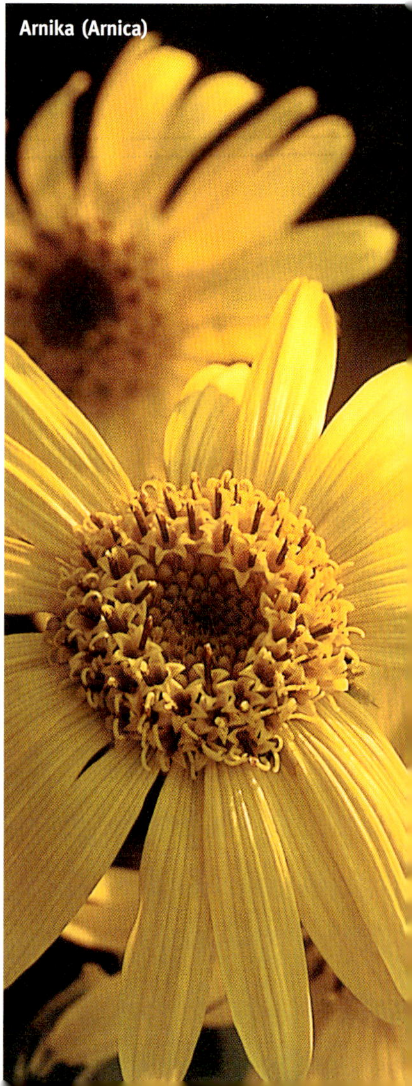

Arnika (Arnica)

Umschläge mit Zwiebeln
Empfehlenswert auch bei Sehnenscheidenentzündung
Anwendung: Die Schalen der Zwiebel werden flachgequetscht, dachziegelartig übereinander aufgelegt und so mit einer Mullbinde oder Ähnlichem befestigt.

Umschläge mit zerquetschten Blättern vom großen Huflattich (Pestwurz)

Tipp: Ein kühles Geldstück, auf eine frische Beule am Kopf gedrückt (ca. 3 Minuten), wirkt Wunder – vor allem bei Kindern.

Nachbehandlung

Salbenkompresse mit Arnikasalbe
Fördert die Resorption der Blutergüsse
Anwendung: Ein doppelt gelegtes Stück Stoff einseitig messerrückendick mit Salbe bestreichen (am besten mit einem Holzspatel, notfalls auch mit einem Messer). Dieses Läppchen kann mehrmals verwendet werden und wird dann täglich einmal neu bestrichen; es sollte luftig, nicht in einer Tüte oder Ähnlichem, gelagert werden.
Achtung: Selten können allergische Hautreaktionen auftreten.

Arnika unterstützt die Wiederherstellung der gestörten Ordnung, der ursprünglichen Form und Funktion.

Einreiben mit Arnika-Salbe
Achtung: Es können allergische Reaktionen hervorgerufen werden!

Einreiben mit Lavendel- oder Johanniskrautöl
Wirkt reizlösend und aufbauend

Schlafstörungen

Für warme Füße sorgen!
Schon **Wollsocken** können Wunder bewirken.

Mögliche Erweiterungen dazu:

Wollsocken in handwarmes Wasser tauchen, ausdrücken und anziehen, damit ins Bett gehen.

Baumwollsocken in warmer Milch tränken, ausdrücken und anziehen, Wollsocken darüberziehen und so ins Bett gehen.
Empfehlenswert und besonders wirkungsvoll bei Kindern

Kneipp-Varianten:
Diese setzen eine kräftige Konstitution voraus!

Wadenwickel mit 10–18 °C kaltem Wasser
Anwendung: Nur einmal und kurz, dann gleich im Bett bleiben.

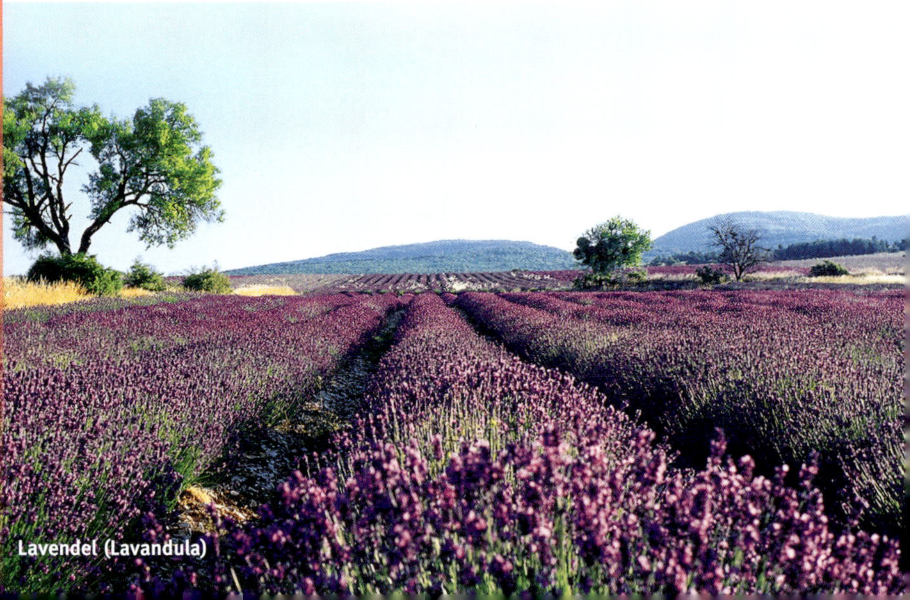

Lavendel (Lavandula)

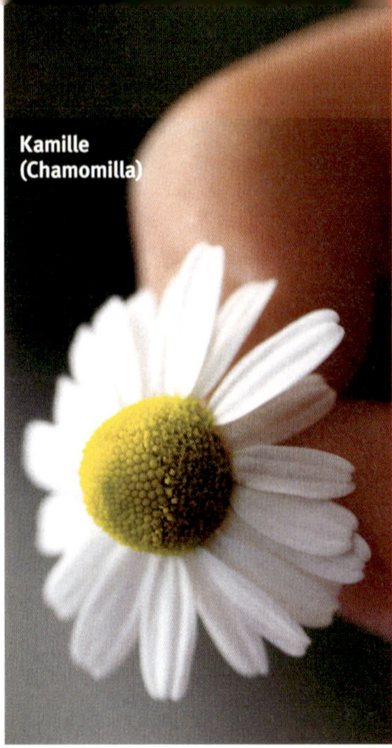
Kamille (Chamomilla)

Baumwollsocken in kaltem Wasser tränken

Anwendung: Die Socken gut ausdrücken, anschließend anziehen und Wollsocken darüber; so ins Bett gehen. Statt des kalten Wassers kann auch zimmerwarmes Wasser mit einem Schuss Essig verwendet werden.

Eventuell sollte man die Baumwollsocken nach 1 Stunde wieder ausziehen und nur die Wollsocken weiter anbehalten.

Fußbad mit Lavendelzusatz (Tee oder Bademilch)

Empfehlenswert bei nervöser Unruhe und Verspannungen

Wirkt umfassend durchwärmend

Ansteigendes Fußbad

Anwendung: Die Fußwanne in die Badewanne oder das Duschbecken stellen. Beginnend mit handwarmem Wasser (ca. 33 °C) gibt man innerhalb von 15 Minuten langsam heißes Wasser hinzu, bis die Temperatur auf ca. 39–42 °C gestiegen ist.

Die Füße hinterher gut abtrocknen, Socken anziehen und direkt ins Bett gehen.

Achtung: Bei Venenerkrankungen ist Vorsicht geboten!

Feuchtwarme Bauchkompresse (unter Umständen mit einem Zusatz von Kamille, Lavendel oder Ähnlichem)

(Siehe unter „Feuchte Bauchkompresse“, Seite 32)

Dampfkompresse auf den Bauch

(Siehe unter „Dampfkompressen“, Seite 27)

Herzkompresse mit kühlem Essigwasser (1 Teelöffel Essig auf 1 Tasse Wasser)
Empfehlenswert bei nervöser Unruhe, Gefühl der Schlappheit

Herzkompresse mit Johanniskrautöl
Empfehlenswert gegen Nervosität bei vegetativ irritierten Menschen
Anwendung: Auch als Auflage auf das Sonnengeflecht oder den Oberbauch sehr hilfreich.

Umschläge auf die (Ober-)Arme mit warmer Rohmilch
Empfehlenswert bei sehr geschwächten Kranken
Dauer der Anwendung: Nach ca. 20 Minuten die Innentücher nochmals tränken, auspressen und anlegen.

Umschläge auf die Unterarme und Handgelenke mit lauwarm verdünntem Zitronensaft
Wirken bei Herzkranken entlastend, erleichtern die Atmung

Kaltes Armbad (im Waschbecken)
Dauer der Anwendung: 10–30 Sekunden
Anwendung: Danach durch leichte schwingende Bewegungen die Arme erwärmen oder mit einem rauen Tuch trocken rubbeln.

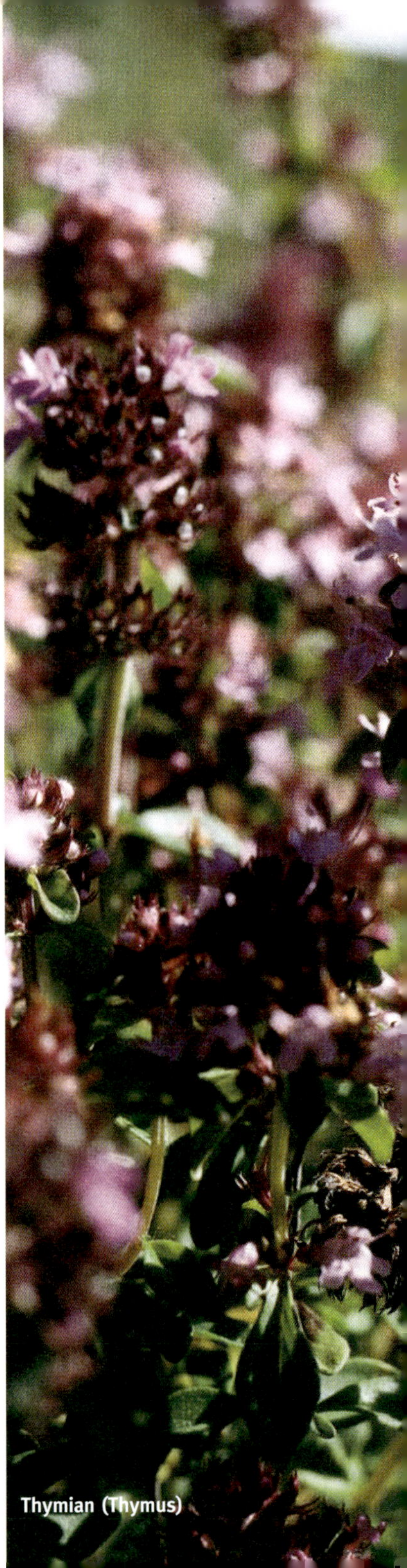

Thymian (Thymus)

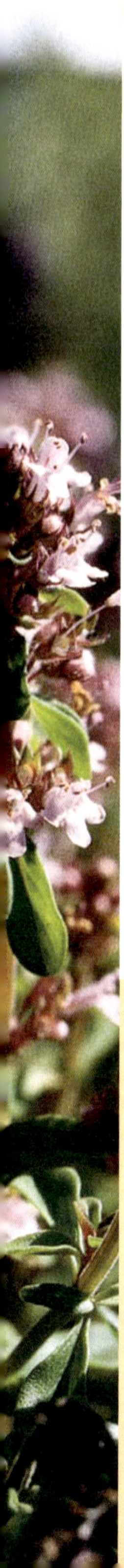

Vollbad mit Lavendel- oder Melissentee
Empfehlenswert bei nervöser Gereiztheit
Anwendung: 1 Handvoll Lavendelblüten oder Melissenblätter mit 2 Liter siedendem Wasser übergießen, 10–15 Minuten ziehen lassen und dann zum Badewasser geben. Die Wassertemperatur langsam von ca. 34 °C auf bis zu 42 °C steigern.
Nach dem Bad möglichst nicht abtrocknen, sondern im vorgewärmten Badetuch oder -mantel direkt ins Bett.

Vollbad mit Thymiantee
Empfehlenswert bei nervöser Überreizung, seelischer Niedergeschlagenheit, in der Rekonvaleszenz
Anwendung: Einen Eimer voll frischem Kraut oder eine Handvoll getrockneten Thymian über Nacht kalt ansetzen, dann erwärmen und dem Badewasser zugeben.

Schröpfköpfe setzen
Empfehlenswert bei zu starker innerer Regsamkeit und Spannung
Anwendung: Schröpfköpfe am Rücken setzen.
(Siehe unter „Schröpfköpfe setzen“, Seite 27)

Tipp: Ein Kräuterduftkissen neben das Kopfkissen legen. Dieses kann zum Beispiel Dost, Hopfen, Thymian, Lavendelblüten, Rosenblätter, Fichtennadeln und Ähnliches enthalten. Hilfreich kann es auch sein, sich ein Einschlafritual anzugewöhnen, zum Beispiel einen nächtlichen Spaziergang, ein Märchen lesen, ein Gebet oder einen Spruch sprechen. Bekannt ist auch das Glas warme Milch, in der 1 Esslöffel Honig gelöst wird. Das Tryptophan der Milch verwandelt sich im Gehirn zu Serotonin, das am Schlafgeschehen beteiligt ist. Die Glukose aus dem Honig wird zum Transport des Tryptophans ins Gehirn benötigt.

Schnupfen und Nasennebenhöhlenentzündung

Breiauflage mit Leinsamen

Empfehlenswert auch vor allem bei chronischer Sinusitis

Wirkt hautpflegend (zum Beispiel im Wechsel mit Meerrettichkompressen), schmerzlindernd und schleimlösend

Anwendung: Etwas Leinsamenschrot in Wasser zum Kochen bringen (Mischung im Verhältnis 1:1). Den Brei ca. 1 cm dick auf ein Tüchlein streichen und daraus ein Päckchen machen. 3–4 weitere Päckchen (zum Auswechseln) zwischen zwei Wärmflaschen, in Folie eingeschlagen, warm halten. Diese so warm wie möglich auf die schmerzhaften Stellen legen, über die aufgelegten Päckchen ein Stück Rohwolle oder Ähnliches, (zum Beispiel auch ein Woll- oder Seidentüchlein), nach 4–5 Minuten durch ein warmes Päckchen ersetzen.

Anschließend mindestens 1 Stunde lang Zugluft meiden!

Dauer der Anwendung: Insgesamt ca. ½ – 1 Stunde

Leinsamen hat einen hohen Schleimgehalt und enthält 30–45% Öl. Das macht ihn zu einem guten Wärmespeicher. Er wirkt aufweichend und macht die Haut geschmeidig. Diese milde Wärme lässt aufgequollene Schleimhäute abschwellen und bahnt so den Abfluss des Sekrets, Schmerzen werden sofort gelindert. Schleimstoffe entstehen, wenn eine Pflanze sich Verfestigungstendenzen widersetzt, wenn sie dem Holzigwerden mit der Kraft der Auflösung, mit dem Prozess des Flüssighaltens begegnet.

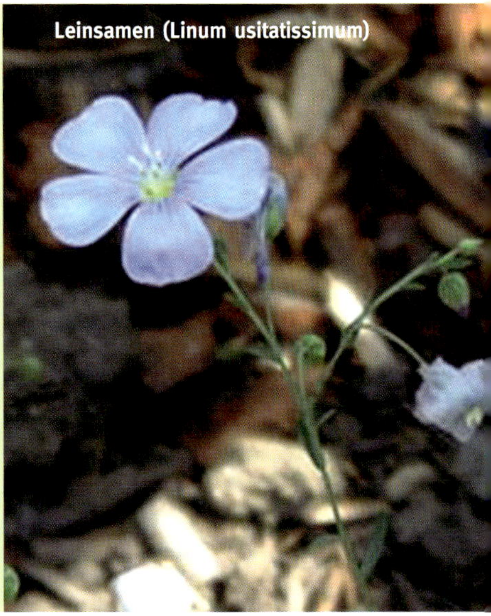

Leinsamen (Linum usitatissimum)

In beiden Fällen wird eine Ableitung der Entzündungsprozesse aus den Stirn- und Kieferhöhlen bewirkt (sichtbar an der Schleimlösung). Die innere Entzündung wird in eine leicht beherrschbare äußere (auf der Haut) verwandelt.
Das Allyl-Senföl im **Meerrettich** wirkt außerdem antibiotisch. Dieses wird bei innerlicher Anwendung auch über Atem- und Harnwege ausgeschieden.

Breiauflage mit Meerrettich

Achtung: Vaseline-Tupfer, die auf die geschlossenen Augenlider gelegt werden, schützen die Augen! Man kann die geschlossenen Lider auch mit Vaseline bestreichen und dann einen feuchten Waschlappen auflegen.
Bei Schmerzäußerung unbedingt die Haut auf eine starke Rötung kontrollieren, dann sofort abnehmen!
In diesem Fall ungefährlicher, aber auch sehr effektiv: Nackenkompresse mit Meerrettich, siehe Seite 70.
Gerade oberhalb des 7. Halswirbels befindet sich eine Reflexzone für Nase und Rachen.
Anwendung: Die Schärfe des Meerrettichs kann gemildert werden, indem man einen geriebenen Apfel untermischt.
Dauer der Anwendung: Einige Sekunden bis ca. 4 Minuten

Kamillensäckchen als Auflage

(Siehe unter „Kamillensäckchen als Ohrenkompresse", Seite 85)

Auflage mit heißen Pellkartoffeln

Anwendung: Die Pellkartoffeln halbieren und mit der Schnittstelle auflegen.
Achtung: Verbrennungsgefahr!

Tipp: Allgemein gilt: möglichst wenig schnäuzen! Häufiges Nase putzen provoziert heftigere Sekretbildung.

Kopfdampfbad mit Kamille
Wirkt desinfizierend, entzündungshemmend und schleimlösend
Anwendung: Eine Handvoll Kamillenblüten in einen Topf mit kochendem Wasser geben.
Ein großes Badetuch über Kopf und Topf breiten, eventuell zusätzlich eine Wolldecke darüberlegen. Die Füße mit einer Wärmflasche, zumindest aber mit Socken und Hausschuhen warm halten, die Haare mit einem Handtuch oder Schal schützen.
Durch die Nase ein- und den Mund ausatmen. Danach gut abtrocknen, eventuell das Gesicht eincremen und ein frisches Handtuch um den Kopf legen oder eine Mütze aufsetzen. Während und nach der Anwendung Zugluft meiden!
Dauer der Anwendung: ca. 10–15 Minuten

Der **Kamillendampf** bringt bei hartnäckigen Erkältungen die zum Stillstand gekommenen Stoffwechselprozesse wieder in Gang: Die Nase läuft und der Kopf wird frei. Die Schleimhaut wird feucht gehalten und bleibt so widerstandsfähiger.

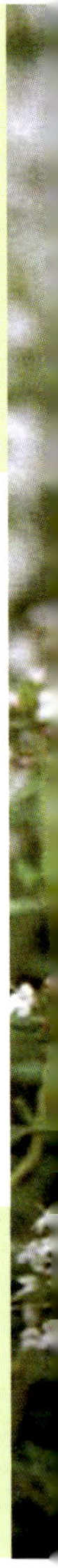

Kopfdampfbad mit Salbeitee
Beruhigt die Schleimhaut

Kopfdampfbad mit Eukalyptus- oder Pfefferminzöl
Achtung: Stark! Nur 2–3 Tropfen des Öls verwenden.

Kopfdampfbad mit Essig

Kopfdampfbad mit Teebaumöl

Der **Teebaum** ist sehr widerstandsfähig gegenüber Krankheiten. Bei Buschfeuern und Überschwemmungen zeigt er eine außergewöhnliche Überlebenskraft. Teebaumöl gilt als fünfmal stärker keimtötend als übliche Desinfektionsmittel, ist dabei aber ungiftig und gewebeschonend. Mittlerweile gilt Teebaumöl allerdings als einer der häufigsten Auslöser für Allergien.

Kopfdampfbad mit Zwiebelsud

Wirkt schleimlösend, hustenlindernd und keimhemmend

Anwendung: Eine in Ringe geschnittene Zwiebel mit kochendem Wasser übergießen.

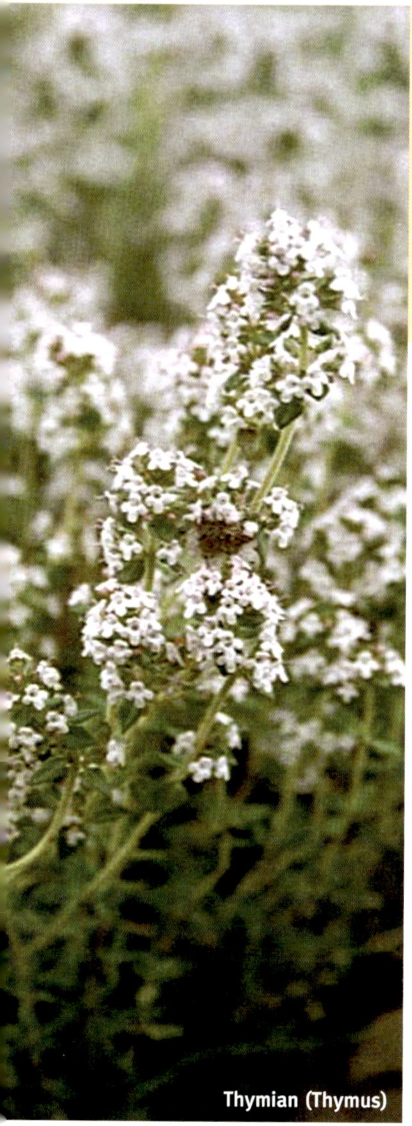

Thymian (Thymus)

Tipp: Einen Topf mit frisch aufgegossenem Thymiantee nachts im Zimmer aufstellen oder ein kleines Kräuterkissen (aus Baumwolle, Seide oder Leinen, zu ⅔ gefüllt) unter/neben den Kopf legen. Für Kinder kann eine Zipfelpuppe gefertigt werden, deren Kopf mit Thymian gefüllt ist.

Meerrettichdämpfe einatmen

Achtung: Stark!

Zwiebelsäcklein

Empfehlenswert vor allem bei Babys

Wirkt schleimlösend bei verstopfter Nase

Anwendung: Eine zerkleinerte Zwiebel in ein dünnes Tüchlein binden und über das Bett hängen.

Nasenspülung mit Kamillen- oder Majorantee

Wirkt schleimlösend und durchwärmend

Anwendung: 1 Teelöffel mit 1 Tasse kochendem Wasser übergießen, dann 10 Minuten ziehen lassen. In die Nase hochschnupfen.

Nasenspülung mit (Emser-)Salzlösung
Befeuchtet die Schleimhaut
Anwendung: ½ Teelöffel Salz in ¼ Liter lauwarmem Wasser lösen und aus der hohlen Hand hochschnupfen.

Im Inneren der Nase verdunsten etwa 3 Tropfen Flüssigkeit pro Minute. Das Feuchthalten der mit feinen Flimmerhärchen besetzten **Schleimhaut** ist notwendig, damit diese ihre Funktionen erfüllen kann:
1. Befeuchtung der Atemluft (das Lungengewebe ist gegen Trockenheit sehr empfindlich)
2. Abfangen von Staubteilchen, Blütenpollen, Bakterien oder Viren und deren Abtransport in Richtung Rachen.

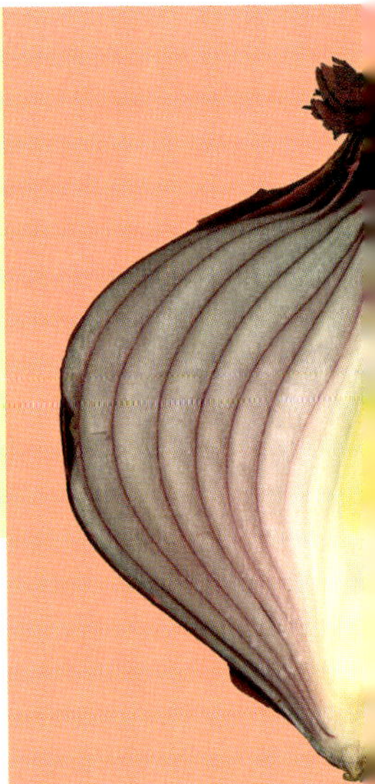
Zwiebel (Allium)

Nasenspülung mit Zitronensaft
Lässt die Schleimhaut abschwellen

Nasenspülung mit Zinnkrauttee (= Ackerschachtelhalm)
Gibt der aufgequollenen Schleimhaut Struktur

Einbringen von Ringelblumensalbe in die Nase
Hält die Schleimhaut feucht, vermeidet Verkrustungen
Anwendung: Zum Beispiel mit Wattestäbchen oder Finger.

Einbringen von Muttermilch
Empfehlenswert bei Säuglingen
Wirkt keimhemmend und schleimhautpflegend
Anwendung: Mehrmals täglich einen Tropfen in jedes Nasenloch.

Einbringen von Honig

Wirkt schleimhautpflegend

Einbringen von Propolissalbe
Wirkt keimhemmend

Breiauflagen auf die Fußsohlen mit Meerrettich
Anwendung: Eventuell mit Wärmflasche anwärmen.
(Siehe unter „Nackenkompresse mit Meerrettich“, Seite 70)

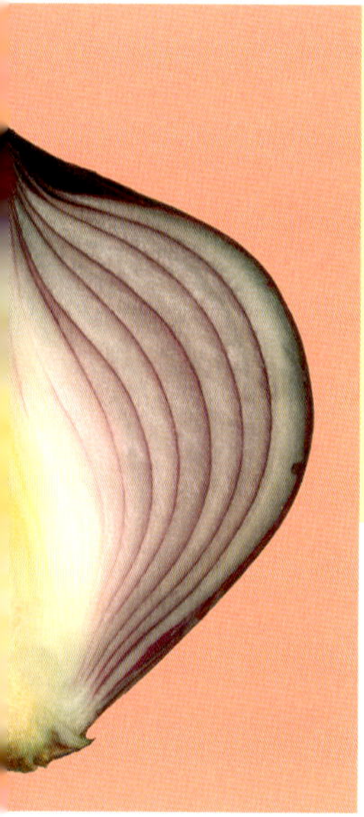

Die **Zwiebel** regt die Flüssigkeitsausscheidung an – man denke an die Tränenbildung beim Zwiebelschneiden.
Sie vermag so auch reflektorisch Schleimhäute abschwellen zu lassen.
Durch ihre starke Formkraft, erkennbar zum Beispiel auch in den Hautbildungen, vermag sie den Überfluss an schwefligen Stoffwechselprozessen zu ordnen.

Breiauflagen auf die Fußsohlen mit Zwiebeln
(Siehe unter „Ohrenkompresse mit Zwiebeln“, Seite 84)

Abwaschung mit Salzwasser (1 Esslöffel Salz auf 1 Liter ca. 34 °C warmes Wasser)
Empfehlenswert vor allem bei chronischem Schnupfen und starker Schweißbildung
Reduziert übermäßige Flüssigkeitsprozesse
Anwendung: Regelmäßig werden morgens Gesicht, Arme (in Richtung Rumpf), Rücken, Brust und Beine (von unten nach oben) in raschen Strichen abgewaschen. Nachdem jeder Teil gleich wieder trocken abgetupft wurde, wird schnell vorgewärmte Kleidung übergezogen.
Hier empfiehlt sich statt einer Nachruhe eher Bewegung an frischer Luft.

Wunden

Furunkel, oberflächliche Abszesse

Baden des betroffenen Gebietes in heißer Milch mit Knoblauch
Wirkt erweichend und desinfizierend

Heißer Breiumschlag mit gemahlenen Bockshornkleesamen
Anwendung: Die Bockshornkleesamen anstatt mit Wasser auch mit Essig zu Brei verkochen.

Heißer Breiumschlag mit zerquetschten Feldbohnen
Lässt Furunkel reifen

Heißer Breiumschlag mit Kartoffeln
(Siehe unter „Nackenkompresse mit Kartoffeln", Seite 71)

Heißer Breiumschlag mit in Milch gekochtem Leinsamen
Wirkt erweichend
Anwendung: 3-mal täglich erneuern.

Heißer Breiumschlag mit Roggenmehl und Honig (eventuell noch mit gerösteten Zwiebeln)
Anwendung: Den Breiumschlag über Nacht warm auflegen.

Auflegen
- einer trocken angebratenen Zwiebel
- eines zerquetschten Weißkohlblattes
- von Lärchenharz, eventuell in Sonnenblumenöl gelöst

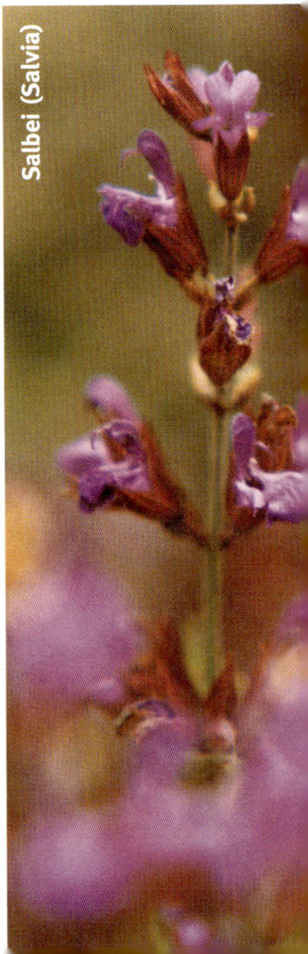
Salbei (Salvia)

Insektenstiche

Mit unverdünntem Essig betupfen
Empfehlenswert vor allem bei Mückenstichen
Wirkt desinfizierend und lindert den Juckreiz
Dauer der Anwendung: Alle 2–5 Minuten, bis der Schmerz oder Juckreiz nachlässt.

Mit Salzwasser betupfen
Bei starkem Juckreiz auch als Umschlag zu empfehlen
Anwendung: 1 Teelöffel Salz auf 1 Tasse kaltes Wasser

Mit einer frisch angeschnittenen Zwiebel bestreichen oder belegen
Empfehlenswert vor allem bei Wespenstichen
Verhindert das Anschwellen und lindert das Brennen

Die **Zwiebel** leitet Reizstoffe nach Insektenstichen ab, nimmt so den Juckreiz und Schmerz und verhindert größere Schwellungen.

Der **Weißkohl** fördert die Ableitung der Giftstoffe nach außen über die Haut. Er wirkt anziehend auf Abbaustoffe bei Entzündungen.

Tipp: Als Sofortmaßnahme genügt auch das mehrmalige Betupfen der Einstichstelle mit dem Saft der nachfolgend genannten, zerkauten Blätter, beziehungsweise das Auflegen eines Würfelzuckers, der das Gift heraussaugt.

Blattauflagen mit zerdrückten, gewalzten, zerquetschten oder zerkauten Blättern von Spitzwegerich, Salbei, Melisse, Schafgarbe oder Weißkohl
Empfehlenswert vor allem bei Bienenstichen

Breiauflage mit frisch geriebenem Meerrettich
Fördert die Durchblutung und damit die Abwehrreaktion
(Siehe unter „Nackenkompresse mit Meerrettich“, Seite 70)

Breiauflage mit Heilerde
Wirkt kühlend, abschwellend, bindet die Giftstoffe
Anwendung: Die Heilerde mit Wasser zu einem Brei verrühren und auftragen.

Schürfwunden, Schnittwunden und Schrunden

Blattauflagen mit frischen zerriebenen oder zerquetschten Blättern von Breitwegerich, Gänseblümchen oder Schafgarbe
Wirken blutstillend und entzündungshemmend
Empfehlenswert beim Wandern, wirkt auch vorbeugend und bei bereits bestehenden Blasen an den Füßen

Blattauflagen von Königskerze oder Weißkohl
Kräftigen die Stoffwechselprozesse und entlasten die Nervenprozesse im Wundbereich, unterstützen die Neubildung von Gewebe, bei tieferen Wunden sorgen sie für eine gute Narbenbildung.

Blattauflagen von Pfefferminze, Majoran, Melisse oder Hauswurz
Wirken kühlend, schmerzlindernd, abschwellend
Anwendung: Bei Letzterem die Oberhaut abziehen und das Blatt mit dieser Seite auflegen.

Einreiben mit ungesalzener Butter oder Kakaobutter
Wirkt hautpflegend
Anwendung: Die Kakaobutter in einem Schälchen erwärmen, bis sie flüssig wird.

Einreiben mit Oliven-, Lein- oder Mandelöl
Wirkt hautpflegend und -regenerierend

Tipp: Bei trockenen, rauen Händen ist zu empfehlen, diese über Nacht dick einzucremen und Baumwollhandschuhe darüber anzuziehen.

Einreiben mit Johanniskraut- oder Teebaumöl (auch als Ölläppchen)

Wirkt entzündungshemmend, schmerzlindernd, vor allem bei Nervenbeteiligung (zum Beispiel an den Fingerkuppen oder Ähnlichem). Die Neuformung des zerstörten Gewebes wird angeregt.

Achtung: Die mit Johannisöl behandelten Stellen sind besonders sonnenbrandgefährdet! Teebaumöl sollte hier verdünnt angewendet werden, da es sonst zu aggressiv wirkt.

Einreiben mit Propolissalbe (Kittharz der Bienen)

Wirkt antibiotisch, antiviral und antimykotisch

Einreiben mit Ringelblumensalbe

Ist gut hautverträglich, wirkt entzündungshemmend, lindert Wundrandschmerzen und unterstützt eine gute Narbenbildung

Feuchte Auflagen mit Obstessig und Olivenöl (im Verhältnis 1:1 mischen)

Wirken hautpflegend und -stärkend

Feuchte Auflagen mit dem Absud von Hirtentäschel oder Schafgarbe

Wirken blutstillend

Die Wirksamkeit von **Johanniskraut** gegen Staphylokokken ist heute nachgewiesen.

Das Kraut der **Ringelblume**, der sogenannten „Wucherblume“ wirkt wässrig-saftig und undifferenziert. Die Blüte überwindet dieses in einer strengen Ordnung, die sich mit dem Tages-Licht-Rhythmus verbindet (sie schließt sich bei Dunkelheit und Regen). Die Salbe aus Kraut und Blüte regt die Durchsaftung des Gewebes an und unterstützt die Formung vor allem zerrissen und zerklüftet wirkender Wundränder.

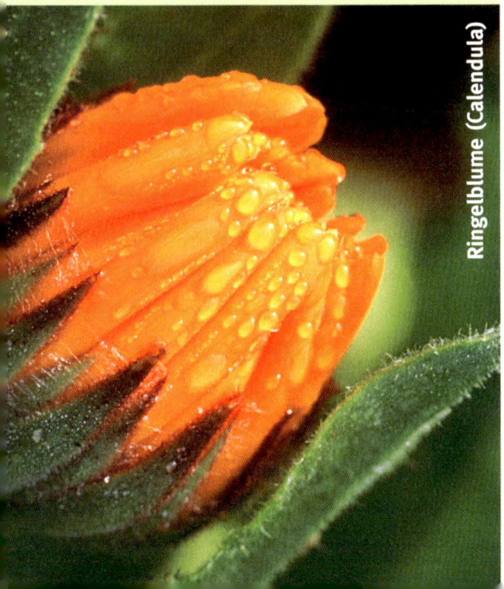

Ringelblume (Calendula)

Breiauflage mit Quark, Mandel- oder Olivenöl und Honig (zu gleichen Teilen)
Empfehlenswert zum Beispiel auch bei spröde aufgesprungenen Lippen
Dauer der Anwendung: Ca. ½ Stunde einwirken lassen.

Verzögerte Wundheilung, eiternde Wunden

Zum Beispiel Panaritium (Nagelbettentzündung) oder Ulcus cruris (Unterschenkelgeschwür)

Tipp: Zum Reinigen sterile Kompressen oder ein sauberes, frisch gebügeltes Taschentuch verwenden.

Breiauflagen mit Honig (eventuell zu gleichen Teilen mit Lebertran gemischt)
Wirken reinigend, entzündungs- und keimhemmend, fördern ein gutes Wundmilieu und regen eine gesunde Gewebsneubildung an, vor allem durch die Verbesserung der Sauerstoff- und Nährstoffversorgung über eine Durchblutungssteigerung

Breiauflagen mit Sauerkraut
Wirken reinigend und strukturierend

Milchsäurebakterien binden die Fäulnis.

Breiauflagen mit Schlagrahm oder Joghurt und viel Zucker
Wirken kühlend und erweichend, schaffen ein gutes Wundmilieu

Zucker wirkt durch Wasserentzug antiseptisch.

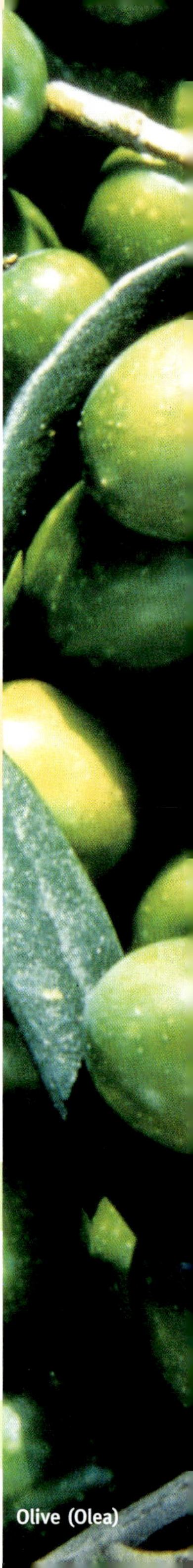
Olive (Olea)

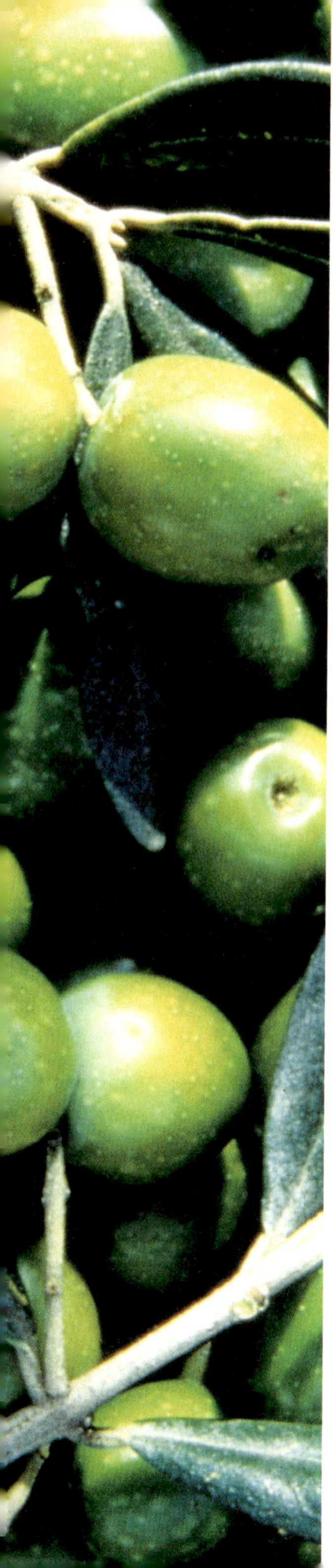

Breiauflagen mit Karottenbrei
Wirken auf den Wundbereich klärend und epithelschützend

Breiauflagen mit Trauben
Anwendung: Die Trauben mit der Schale zerquetschen und 3–4 cm dick in ein dünnes Tüchlein packen.

Breiauflagen mit frisch zerstoßenen Weißkohl-, Basilikum- oder Huflattichblättern
Wirken kühlend, reinigend, abschwellend, lindern den Juckreiz, regen die Gewebsneubildung an und schützen das neue Gewebe

Breiauflagen mit den Blättern der Kapuzinerkresse
Wirken kühlend und antibiotisch

Breiauflagen mit Beinwellblättern
Verflüssigen Eiter und Wundsekret

Breiauflagen mit zu Brei verkochten Königskerzenblättern
Regen den Gewebeaufbau an

Breiauflagen mit frischem Zinnkraut
Wirken blutstillend und strukturierend
Anwendung: Das Zinnkraut im Sieb über kochendem Wasser erweichen, in ein Leinentuch hüllen und auflegen, warm einpacken und über Nacht wirken lassen.

Umschläge mit Teebaumöl
Anwendung: Die entsprechende Stelle mit reinem Teebaumöl reinigen (zum Beispiel mit einem Wattestäbchen), dann ein Leinentüchlein in verdünntem Öl tränken (30 Tropfen auf 100 ml abgekochtes Wasser) und als feuchten Umschlag anwenden.

Bäder oder Umschläge mit Essigzusatz
Wirken desinfizierend und milieuregulierend

Bäder oder Umschläge mit Kernseife oder Schmierseife
Wirken erweichend und reinigend

Bäder oder Umschläge mit Tee von Kamille, Ackerschachtelhalm, Salbei, Walnussblättern, gelber Taubnessel, Gänseblümchen oder Ringelblume
Wirken fäulniswidrig, entzündungshemmend und granulationsanregend
Anwendung: Die Umschläge einige Tage lang feucht halten, bis sich neue Haut gebildet hat. Dann können vorsichtig entsprechende Salben aufgetragen werden.

Eine feuchte **Wundbehandlung** nützt die heilsamen Eigenschaften des Wassers, einerseits zu lösen (vergleiche die Selbstreinigungskraft der Meere) und andererseits lebendig zu gestalten (vergleiche die Flussbettformung).
Das ätherische Öl der **Kamille** bindet den Wundgeruch.
Die **Ringelblume** wird typischerweise eingesetzt, wenn die Wundränder „ausgefranst“ und nicht ganz sauber sind. Sie sorgt dann für eine gute Reinigung und Gewebeorganisation.

Wundränder mit Ringelblumensalbe einreiben
Empfehlenswert vor allem bei „zerrissen“ wirkenden Wunden
Lindert Wundrandschmerzen und belebt das Gewebe

Wundsein

Zum Beispiel in Hautfalten

Reinigen mit Kamillen-, Oliven- oder Leinöl, dann Leinenläppchen einlegen
Stabilisiert die Hautoberfläche

Einreiben mit Ringelblumen- oder Rosmarinsalbe
Anwendung: Es darf nur so wenig Salbe verwendet werden, dass alles von der Haut aufgenommen werden kann, sonst besteht die Gefahr einer weiteren Mazeration (Aufweichen der Haut)!

Waschen mit Ackerschachtelhalmtee
Kräftigt die Haut, unterstützt die Widerstandskräfte, wirkt strukturierend
Anwendung: 1 Esslöffel mit ½ Liter Wasser übergießen, 20 Minuten kochen.

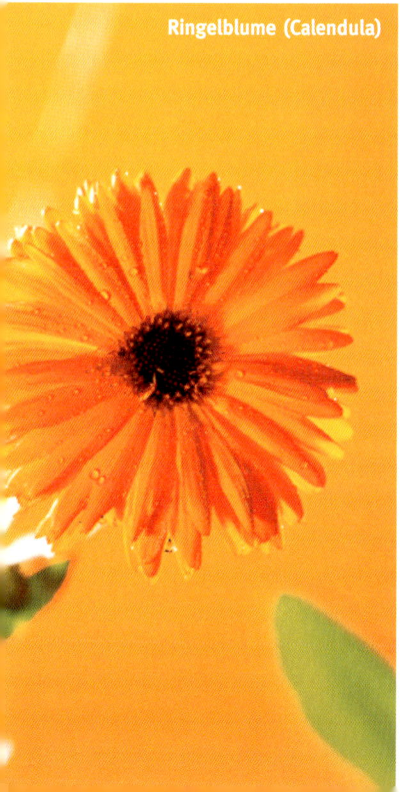
Ringelblume (Calendula)

Waschen mit Eichenrindetee
Wirkt gerbend
Anwendung: 1 Esslöffel mit ½ Liter Wasser übergießen, 30 Minuten kochen. Gut trocknen, eventuell fönen.

Waschen mit Salbeitee
Wirkt gerbend und stabilisierend
Anwendung: Nicht abtrocknen, aber für Lufttrocknung sorgen.

Pudern mit Bärlappsporen
Wirkt kühlend und schmerzlindernd
Achtung: Nur auf trockener Haut!

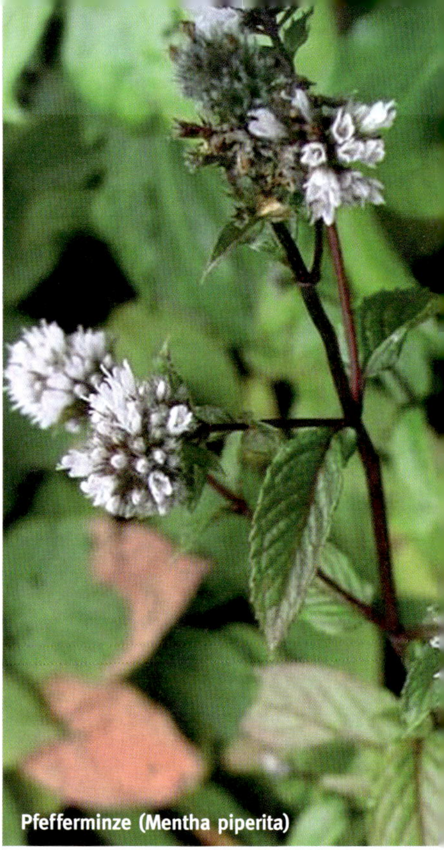
Pfefferminze (Mentha piperita)

Zahnschmerzen

Spülen mit Pfefferminztee
Wirkt kühlend

Zwiebelscheiben zum schmerzenden Zahn legen
Wirkt schmerzdämpfend

Gewürznelken, Ingwer- oder Kalmuswurzel kauen
Wirkt lokalanästhesierend

Äußerliche Auflage mit Kamillenblüten
Anwendung: Diese Kompresse kann auch direkt an den schmerzenden Zahn in die Mundhöhle gelegt werden. Dafür erhitzt und durchfeuchtet man sie auf einem Sieb über Wasserdampf. Eine „Notlösung" ist hier auch ein einfacher Kamillenteebeutel.
(Siehe unter „Kamillensäckchen als Ohrenkompresse", Seite 85)

Äußerliche Auflage mit Quark, eventuell verrührt mit Arnika- oder Ringelblumen-Essenz
Wirkt bei geschwollener Wange nach Zahnextraktion ordnend und lindernd

Äußerliche Auflage mit Meerrettich
(Siehe unter „Nackenkompresse mit Meerrettich", Seite 70)

Äußerliche Auflage mit Leinsamen
(Siehe unter „Breiauflage mit Leinsamen", Seite 94)

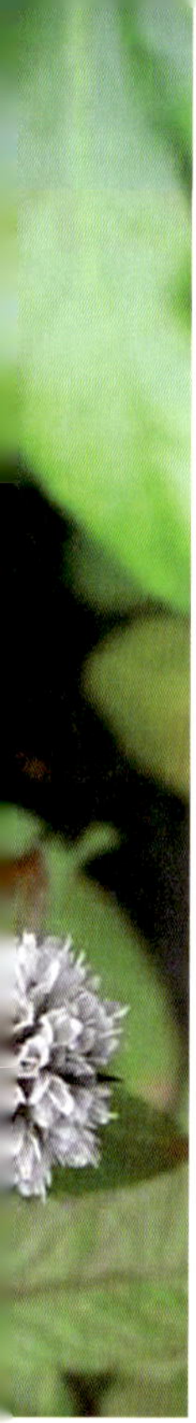

Zum Verständnis der Wirkung

Die Haut ist mit ihren unendlich vielen feinen Nervenendigungen ein umfassendes Sinnesorgan. Alle therapeutischen Anwendungen, die über das Organ Haut vorgenommen werden, seien es Bäder, Wickel, Kompressen oder Einreibungen, sind wie ein Zwiegespräch zwischen der Außenwelt und dem Organismus, wobei die jeweilige Außenanwendung die entsprechende Antwort von innen fordert. Die thermischen und mechanischen Reize werden durch Kreislauf und Nerven auf das Körperinnere übertragen. Die innere Wesenhaftigkeit, die Wirkqualität einer Heilpflanzenanwendung, wird jedoch über im Allgemeinen wenig beachtete Sinnesfähigkeiten des Menschen „erkannt". Es liegt tief in der Evolution der Naturreiche begründet, dass auch heute noch bestimmte Pflanzenarten in enger Beziehung stehen zu unseren verschiedenen Organen und deren Kräften.

Die verschiedenen Organbereiche können zum Beispiel durch den Reiz des Wassers und der darin fein verteilten Zusätze über korrespondierende Hautareale am Körperstamm, die so genannten Headschen Zonen, angesprochen werden.
Weiter spielen auch Reflexzonen, zum Beispiel an den Fußsohlen, und die aus der chinesischen Medizin bekannten Meridianverbindungen eine Rolle.
So hat die Haut der Unterschenkel eine Beziehung zu den Organen des kleinen Beckens – das sind Blase und Mastdarm, innere weibliche Geschlechtsorgane, beim Mann die Vorsteherdrüse – gleichzeitig aber auch zum Nasen-Rachen-Raum. Die Haut der Arme steht in Beziehung zu den Organen des Brustraumes, Herz und Lunge, die Haut im Bereich des rechten Schulterblattes zur Leber und Gallenblase, um nur einige Beispiele zu nennen. Darum können wir bei einem Blasenkrampf durch warme oder ansteigende Fußbäder eine entspannende Wirkung erzielen. Auch bei Schnupfen und Rachenkatarrh wirkt ein solches Fußbad lösend. Bei Gallenkoliken werden wir mit feucht-heißen Auflagen in

der Gegend des rechten Schulterblattes häufig eine Linderung erreichen.
Man kann spezielle „Kreislaufprovinzen" unterscheiden, die miteinander in Verbindung stehen. Im großen Körperkreislauf beziehen sich zwei arterielle Gefäßgebiete aufeinander. Zu dem einen gehören die Gefäße der Haut, des Gehirns, der Muskulatur, der Herzkranzgefäße, der Milz und der Niere. Der andere Bereich umfasst die Gefäße der übrigen Eingeweide, vor allem von Magen und Darm. Eine Blutüberfüllung des einen Gefäßgebietes bedingt Blutarmut im anderen. Wenn wir also eine Hautrötung, das heißt eine stärkere Durchblutung der Haut durch eine äußere Anwendung hervorrufen, dann bewirken wir eine bessere Durchblutung des Gehirns, der Muskeln, der Herzkranzgefäße, der Milz und der Niere, gleichzeitig aber auch eine Entlastung der Eingeweidegefäße. Umgekehrt ruft eine bessere Durchblutung der Eingeweidegefäße eine Blutleere im übrigen Gefäßgebiet hervor: „Ein voller Bauch studiert nicht gern."

Wasser ruft den Organismus zur Eigenaktivität auf. Dabei haben kalte Anwendungen zum Einüben reaktiver Regulationen, wie zum Beispiel Güsse nach Kneipp, nur dann einen Sinn, wenn der Organismus zur Antwort auf den Reiz fähig ist.

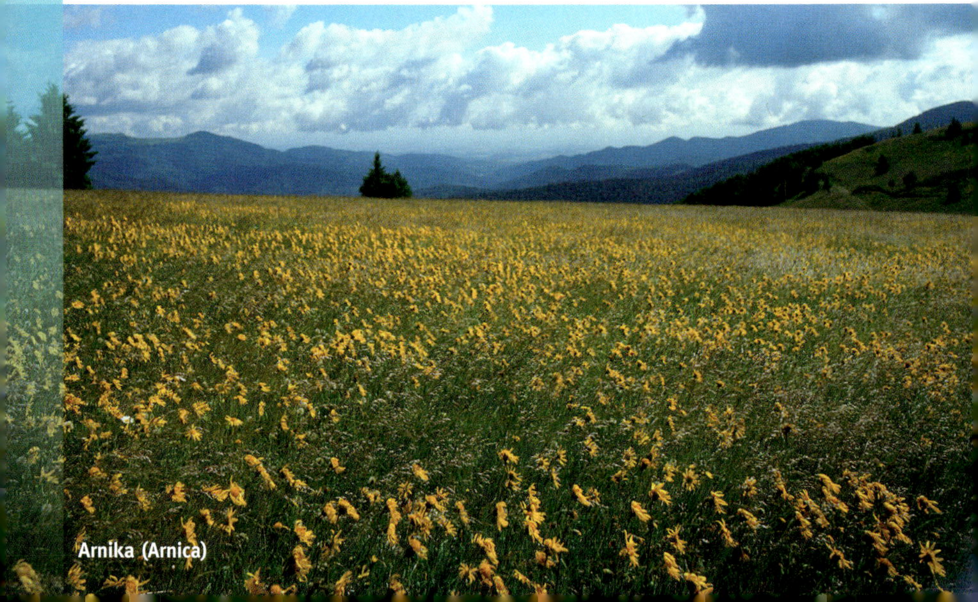

Arnika (Arnica)

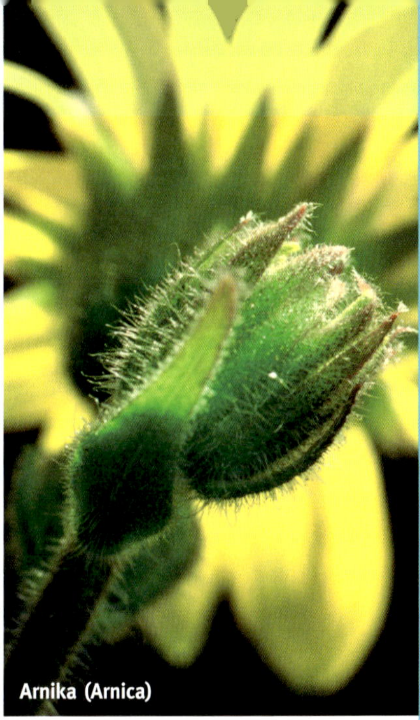

Arnika (Arnica)

Alle Wasseranwendungen führen zu Bewegungen in der Blutverteilung. Sie steigern oder mindern, mehr oder weniger örtlich begrenzt, die Durchblutung in der Haut, in einem Organ oder einer Extremität.
Solche hydrotherapeutischen Maßnahmen erzeugen zunächst vorwiegend periphere – also vor allem die Haut und Muskulatur betreffende – später auch erhebliche zentrale Veränderungen der Blutfülle, zum Beispiel im Bauchraum oder in der Herzhöhle. Diese Veränderungen sucht der Organismus wieder auszugleichen und bezieht in diese Harmonisierung auch die gestörten Funktionen mit ein. Eine entlastende reaktive Hyperämie der Haut gelingt uns dabei besser am Abend, weil wir morgens von Natur aus unsere Wärme eher zentralisieren.
Zu beachten ist in diesem Zusammenhang die sogenannte Arndt-Schulzesche Regel, die besagt, dass kleine Reize die Lebenstätigkeit im Organismus anfachen, mittelstarke sie fördern, starke sie hemmen, was bei starken lokalen Entzündungen oder Ähnlichem ja auch gewollt sein kann, und stärkste Reize sie aufheben.

Wichtig für das Verständnis der Wirkungen von warmen oder heißen Anwendungen ist dann noch die so genannte konsensuelle („einstimmige“) Reaktion unseres Organismus. Jeder deutliche großflächige Hautreiz an irgendeiner Stelle des Körpers setzt sich gleichsinnig auf die gesamte Hautoberfläche fort.
Eine warme Bauchkompresse kann die gesamte Hautdurchblutung steigern. Ein warmes Fußbad ist wohltuend bei jeder beginnenden Erkältung, auch wenn schon der ganze Mensch fröstelt. Unser allgemeines Temperaturgefühl hängt vor allem vom Kontraktionszustand der Hautgefäße ab.

Bei sehr geschwächten Kranken oder bei erkrankter Haut (und damit gestörter Wahrnehmungsfähigkeit derselben) handelt man nach dem Substitutions- oder Ergänzungsprinzip und behandelt direkt am Ort des Geschehens. So bekommen eben kalte Füße eine Wärmflasche und trockene Haut wird gefettet.

Wenn aber genügend eigene Kraft zur Überwindung der Krankheit zur Verfügung steht (dieser Weg ist natürlich der tiefgreifendere, gründlichere), kann die Anwendung als Richtungsweiser für die Selbstregulation verstanden werden. Das aus der Homöopathie bekannte Prinzip, „Ähnliches mit Ähnlichem" zu heilen, kommt dann zur Geltung. Der Organismus ahmt die „innere Bewegung", die Eigenart des Heilmittels nach.

Einen hitzigen Entzündungsprozess im Kopfbereich mit einer durch Meerrettich-Fußauflagen hervorgerufenen Befeuerung am anderen Pol zu lösen und abzuleiten ist ein Beispiel dafür, wie dem Organismus

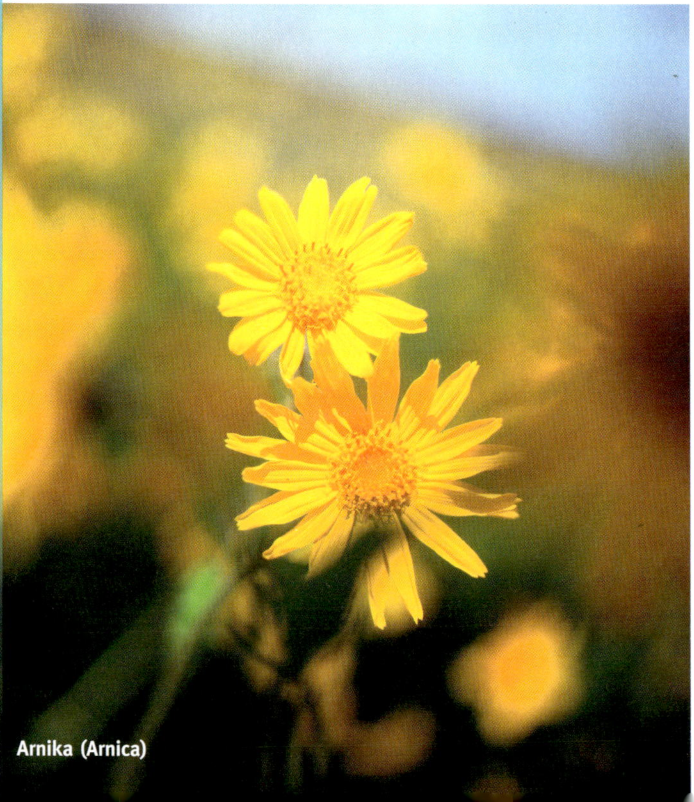

Arnika (Arnica)

Aufforderungen zum Ausgleich von aus der Bahn geratenen Abläufen vermittelt werden können. Man nimmt ihm also nichts ab, sondern gibt lediglich einen Wink, wie er die harmonische Ganzheit wieder verwirklichen kann. Die Arbeit muss er selber leisten, und tut er dies, kräftigt ihn dieser Vorgang nachhaltig, was beim substituierenden Handeln nicht der Fall ist. Hier wird eine kurzfristige Stabilisierung erreicht, die den Weg aus der Krankheit überhaupt erst ermöglicht.

Kälteanwendungen sind mit Vorsicht zu genießen. Sie reduzieren die Durchblutung, setzen den Zellstoffwechsel herab und hemmen dadurch den Abtransport von Krankheitsstoffen. Neben den als positiv gewerteten Effekten (Begrenzung von Schwellungen, Hemmung des Entzündungsprozesses und einer Keimentwicklung, Drosselung der Funktion schmerzempfindlicher Nerven) besteht bei unsachgemäßem Umgang die große Gefahr einer Gewebeschädigung durch Unterkühlung.
Kühle Anwendungen sind meist völlig ausreichend, um an die Stelle krankhafter Irritation wieder Wahrnehmungsfähigkeit treten zulassen. Sie setzen allerdings eine völlige Durchwärmung des gesamten Körpers voraus. Dann kann einem ausreichend kräftigen Organismus damit aber auch eine stärkere, nachhaltigere Reaktion abverlangt werden. Nach längstens 10 Minuten sollte ein solcher Wickel angewärmt sein. Schafft es der Kranke nicht aus eigener Kraft, dann muss mit einer Wärmflasche nachgeholfen oder die Anwendung abgebrochen werden. Aufkommendes Frösteln ist ein deutliches Signal für letzteres Vorgehen. Heiße Getränke helfen in diesem Fall mit, eine Erkältung zu verhindern.
Bei temperaturmäßig indifferenten Feuchtanwendungen (das heißt der durchschnittlichen Hauttemperatur von ca. 33–35 °C entsprechend) kann die eigentliche und besondere Substanzwirkung am reinsten vermittelt werden.

Gesichtspunkte aus der Anthroposophie

Eine kurze Darstellung historischer Aussagen zeigt, dass schon immer Hilfe in der uns umgebenden Natur gesucht wurde. Bis heute haben diese Worte ihre Gültigkeit nicht verloren – auch wenn der Glaube an die Macht der Pharmazie und weitergehend der (Gen-)Technik einen Schleier über diese Wahrheiten zieht.

Im Alten Testament findet man bei Jesus Sirach (Beginn des 2. Jahrhunderts vor Christus) 38,4 den Spruch: „Der Herr bringt aus der Erde die Heilmittel hervor, und ein verständiger Mensch verschmäht sie nicht." Ähnlich äußert sich auch Paracelsus (1493–1541), wenn er sagt: „Alle Wiesen und Matten, alle Berge und Hügel sind Apotheken."

Kompliziertere Zusammenhänge deutet Christoph Wilhelm Hufeland (1762–1836) an: „Dieselben Kräfte im Organismus, die eine Krankheit zuwege gebracht haben, müssen auch in der Lage sein, diese Krankheit wieder aufzuheben."

Wie nun aber diese Kräfte von außen mit verschiedenen Substanzen anzusprechen sind, war eine Frage, die von Rudolf Steiner besprochen wurde. Grundlegende Aussagen über „die Heilung durch Außenmittel" findet man in dem Vortragszyklus „Geisteswissenschaft und Medizin" (gehalten vom 21. März bis 9. April 1920 in Dornach vor Ärzten und Medizinstudierenden; GA 312):

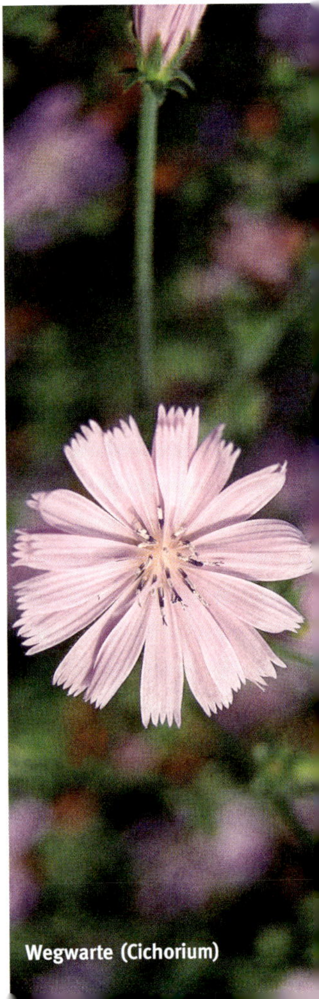

Wegwarte (Cichorium)

„Es ist unter Umständen das Einwirken des ziehenden Senfpflasters, das Einwirken von irgendeiner Metallsalbe – entsprechend, natürlich, zubereitet – von einer ebenso großen Wichtigkeit für den Organismus als ein innerliches Behandeln. Man muss nur darauf sehen, wie man das zu applizieren, anzuwenden hat, denn natürlich ist es nicht gleichgültig, ob man, wenn das oder jenes vorliegt, ein Pflaster an der einen oder an der anderen Stelle des Körpers auflegt. Denn das ist ganz wesentlich, dass man durch das Auflegen an der entsprechenden Körperstelle die Gegenwirkung gegen eine schädigende Kraft hervorruft. Ganz grobklotzig an der schmerzenden oder irgendwie irritierten Stelle auflegen, wird nicht immer das Richtige sein."

„Es ist ein großer Unterschied, ob man dem Kranken Wärme- oder Wasserwirkung durch die Füße oder durch den Kopf beibringt. Aber man bekommt keine Ratio in diese Dinge hinein, wenn man nicht erst in solchen Dingen auf die großen Unterschiede des Funktionierens zwischen dem unteren und dem oberen Menschen aufmerksam wird."

„Stelle die Füße ins Wasser, so rufst du im Unterleibe Kräfte hervor, die die Blutbereitung fördern. (...) Wasche dir den Kopf, so rufst du im Unterleibe Kräfte hervor, die die Entleerung regulieren."

„Es ist ein großer Unterschied, ob irgend dasjenige, was ich an den Menschen von außen heranbringe, in einer Weise wirkt, dass es auf den Menschen einen kalten Eindruck macht, oder ob ich es so heranbringe, dass es einen warmen Eindruck macht. Der kalte Eindruck, der müsste eigentlich so aufgefasst werden, dass dann, wenn irgend etwas auf mich kühlend wirkt im Umschlag oder im Bade, es im wesentlichen die Substanzwirkung ist, die, wenn eine Heilung da ist, eben heilend wirkt. (...) Wirkt aber nicht dasjenige, was an mich herangebracht wird, kalt, sondern wirkt es warm, zum Beispiel ein warmer Umschlag, dann ist es gar nicht die Substanz, dann ist es fast gleichgültig, welche Substanz man verwendet, dann ist es die Wärmewirkung, die in Betracht kommt, (...) – wenn man es nicht gerade mit ätherischen Substanzen zu tun hat, (...) da sind Substanzwirkungen auch bei hoher Temperatur vorhanden."

„Dagegen werden Substanzen, die sulphurig, phosphorig sind, (...) wenn sie auftreten als Begleiter des warmen Bades, ihre entsprechenden Heilwirkungen gerade da wiederum entfalten können."

Das „Wie" solcher Anwendungen wurde von Rudolf Steiner sehr ansprechend dargestellt. Eine „Ärztin fragte, wie stark denn die Lösung für die (Arnika-)Kompressen sein müsste. Die Antwort Rudolf Steiners ist für uns überraschend. Sie zeigt nämlich in ihrer Einfachheit, wie natürlich und ungekünstelt die Angaben gemacht wurden: Man solle in das warme Wasser, das in einer Schale vorbereitet wird, so viel von der Arnikalösung schütten, bis eine schöne, leicht grüne Färbung entsteht. Er sagte nicht, es müsse ein Tee- oder Esslöffel sein, sondern er appellierte an das unmittelbar menschliche Augenmaß." (Norbert Glas in „Wer war Ita Wegman" Bd. 1)

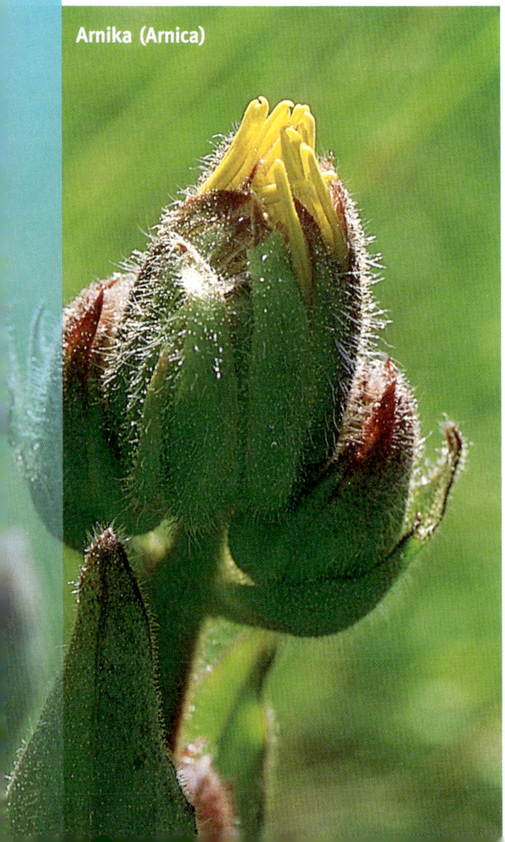
Arnika (Arnica)

An anderer Stelle (GA 327) beschreibt Steiner die Wirksamkeit der inneren Einstellung des Helfenden, die von Vertrauen und Liebe zum Heilmittel geprägt sein sollte: „Der Mensch gibt den Dingen etwas mit, wenn er sie selber bearbeitet – so etwas müssen Sie nicht belächeln. (...) der Enthusiasmus wiegt nichts (...), aber er vibriert mit, (...) . Wenn Sie aber das handwerksmäßig betreiben, so wird wahrscheinlich die Wirkungsweise verdunsten."

Substanzbetrachtungen

Exemplarisch soll an dieser Stelle eine kurze Betrachtung zu den Ölen und anschließend eine beispielhafte Darstellung pharmakologischer Grundlagen vorgenommen werden.

„Öl glättet die Wogen“, heißt es. Dies ist ein schönes Bild für den Einfluss dieses Mediums auf einen „aufgepeitschten“ Organismus. Ganz allgemein helfen uns Öle durch eine Konsolidierung des Wärmehaushalts, unsere biologischen Prozesse besser zu ergreifen. Mineralische Öle sind wegen des dichten Hautabschlusses eher weniger zu verwenden. Pflanzenöle beeinträchtigen die Hautatmung kaum und sind als ein Geschenk der Sonne anzusehen, die hier hinein ihr Licht und ihre Wärme gespendet hat.

Im Pflanzenreich finden sich

Fette Öle	und	Ätherische Öle
wenig differenziert im chemischen Aufbau;		sehr komplexe Zusammensetzung;
brennbar unter Verwendung eines Dochts;		direkt entflammbar, verdunsten vollständig;
gebundene, verstofflichte Wärme;		sich befreiende, versprühende Wärme;
beruhigend, besänftigend, einhüllend, nährend;		Träger des Dufts, sinnesreizend;
schützend; überstehendes Öl wirkt kühlend (!);		können unverdünnt Hautreizungen auslösen, bis hin zur Allergisierung; ziehen das Blut in die Peripherie;
guter Nährboden für Keime		keimhemmend

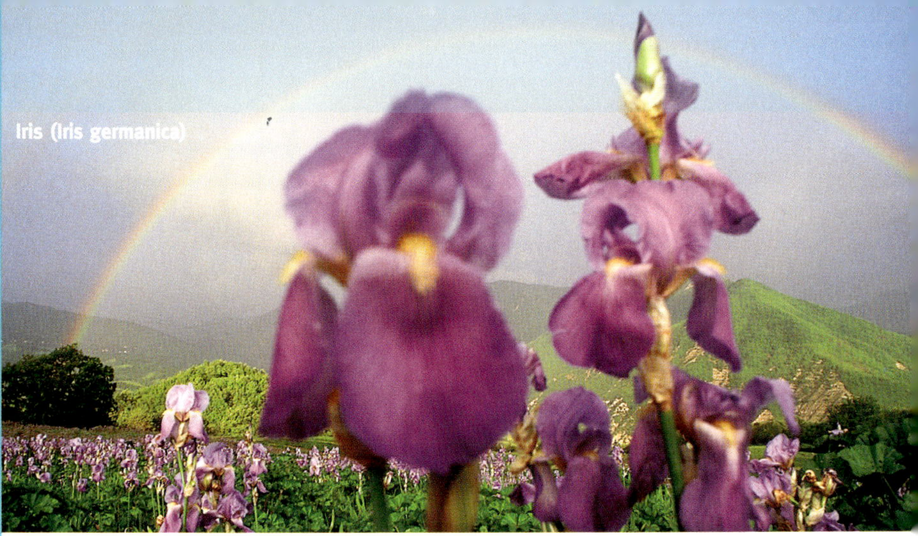

Iris (Iris germanica)

Anzumerken ist noch, dass bei trockener Haut Öle noch stärker austrocknend wirken. Um eine „hautnährende" Funktion erfüllen zu können, müssen sie in feuchte Haut (nach dem Waschen oder Baden) eingerieben werden.

Ätherische Öle kommen – entweder als kleine lichtbrechende Tropfen im Zellsaft verteilt, oder in größeren Behältern, den sogenannten Öldrüsen, gesammelt – weit verbreitet im Pflanzenreich vor. Sie können sich in allen Teilen der Pflanze bilden. Am häufigsten sind sie jedoch in den Blüten und Früchten zu finden. Einzelne Pflanzenfamilien sind besonders reich an ätherischen Ölen, zum Beispiel die Lippenblütler, Kreuzblütler und Doldengewächse, die Lorbeer-, Myrten- und Nadelbaumfamilien. Die ätherischen Öle sind farblose oder gelbliche, seltener grüne oder blaue, oft etwas dickflüssige Flüssigkeiten, bei Zimmertemperatur selten fest und fast immer von angenehmem aromatischem Geruch. Obgleich der Siedepunkt der meisten hoch liegt, sind sie doch überwiegend bei Zimmertemperatur flüchtig.

Die meisten Öle der Zwiebelgewächse, der Kreuzblütler und einzelner Doldenblütler sind schwefelhaltig.
Ätherische Öle wirken mehr oder weniger antiseptisch. Unverdünnt reizen sie die Haut und können starke Entzündungen mit Schmerzen bis zur Blasenbildung hervorrufen. Auf Schleimhäuten lösen sie im Allgemeinen schon in stark verdünntem Zustand einen scharf brennenden und wenn sie reich an kampferähnlichen Substanzen sind auch einen kühlenden Effekt aus.

Längere Zeit eingeatmet, verursachen sie unter Umständen Benommenheit, Kopfschmerz und Übelkeit, Symptome, die wir vom Aufenthalt in frisch gestrichenen Räumen (Terpentinöl) oder in Zimmern, die von stark duftenden Blumen erfüllt sind, kennen. Ihre besondere Beziehung zu Licht und Wärme bestätigt sich in der naturwissenschaftlichen Erkenntnis, dass die Bildung ihrer Komponenten ausschließlich mittels der Pyrophosphorsäure verläuft (pyr = Feuer; phosphor = Lichtträger). Interessant ist auch das Phänomen der „Diathermie": Ätherische Öle nehmen dem Licht beim Durchgang die Wärme weg! Gerade die mit dem Licht verbundene Wärme bildet für die ätherischen Öle die Grundlage.

Schleimige Mittel wirken auf Schleimhäute und Wundflächen wie ein Flüssigpflaster, das gegen mechanische Reize schützt und allerhand scharfe und irrittierende Substanzen bis zu einem gewissen Grad zu umschließen und einzuhüllen vermag; sie wirken daher abschwächend auf Sinneseindrücke der verschiedensten Art. Beispielsweise erweckt kaltes Wasser im Mund einen viel kälteren Eindruck als Milch von der gleichen Temperatur. So wird der entzündungserregenden Wirkung scharfer Stoffe und dem Schmerz entgegengewirkt. Auch spontan verteidigt sich ja die entzündete Schleimhaut mit vermehrter Schleimabsonderung. Die Anwendung von schleimigen Mitteln, zum Beispiel bei einer Rachenentzündung, stellt also eine Nachahmung des natürlichen Heilprozesses dar.

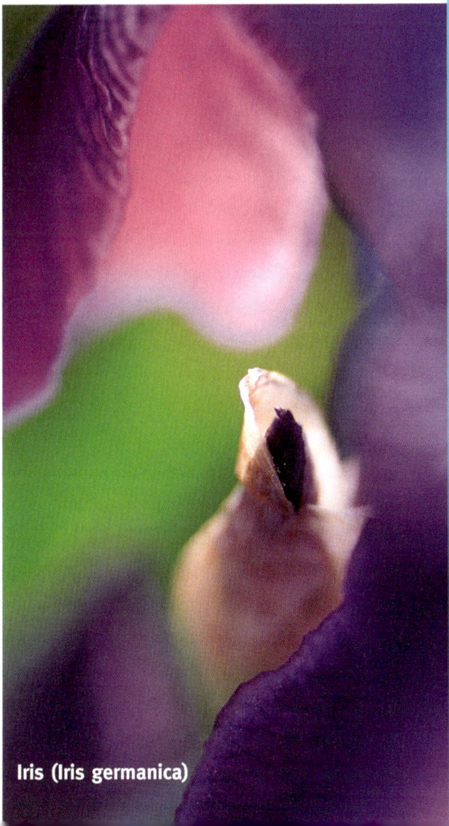

Iris (Iris germanica)

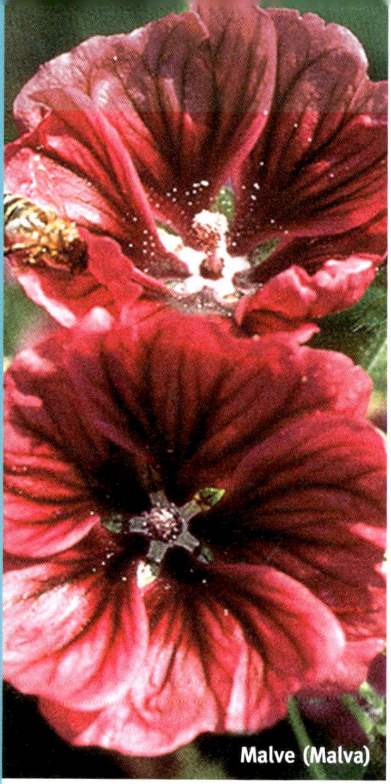
Malve (Malva)

Beispiele für stark schleimhaltige Drogen sind isländisches Moos, Weizenkleie und -stärke, Eibischwurzel und -blätter, Blüten von Malve und Königskerze, Huflattichblätter, Leinsamen- und Bockshornkleesamen und andere. Diese Pflanzen wehren sich gegen den Verholzungsprozess, sie halten das Wässrige als Träger der Lebensbildekräfte durch Zähigkeit zurück.

Fette Stoffe sind für die Haut dasselbe, was die schleimigen Stoffe für die Schleimhäute sind. Sie wirken deckend, gegen Reize schützend und befördern die Heilung von Abschürfungen, Fissuren und oberflächlichen Substanzverlusten. Die meisten Fettarten werden leicht von der Haut aufgenommen, machen sie geschmeidig und weich und halten sie dadurch, dass sie die Wasserverdunstung vermindern, zugleich feucht.

Während wässrige Lösungen nicht durch die unversehrte Haut aufgenommen werden, weil die von dem Sekret der Talgdrüsen durchtränkte Oberhaut eine wasserdichte Decke bildet, dringen in Fett gelöste Stoffe und fettähnliche Substanzen, wie die ätherischen Öle, per Diffusion in reichlicher Menge in die Haut ein. Sie werden über die Ausgänge der Haare und Schweißdrüsen entlang den fettähnlichen Zellmembranen der Lederhaut aufgenommen. Von Schleimhäuten werden dagegen wässrige Lösungen viel leichter aufgenommen als fette.

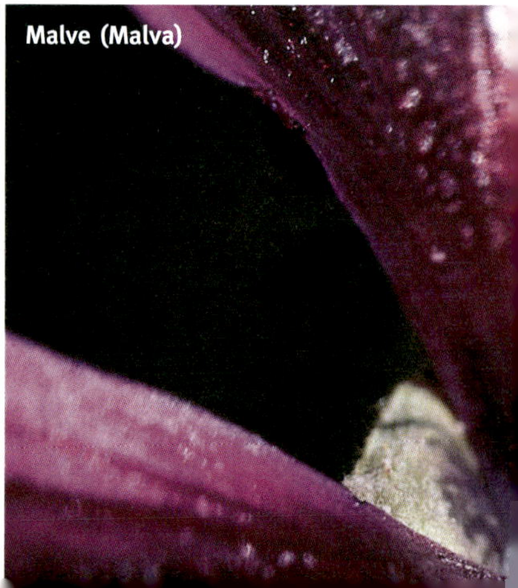
Malve (Malva)

Eine sehr gute perkutane Aufnahme ist über die Fußsohlen, die Handflächen und die Kopfhaut möglich, wie auch an Stellen mit reichlicher Behaarung oder vielen Schweiß- und Talgdrüsen. Bei Frauen ist die Fettdurchlässigkeit der Haut größer als bei Männern. Eine Erwärmung des Trägeröls um 10 °C steigert die Rate der perkutanen Absorption zum Beispiel an den Händen auf das Doppelte. Durch das Abdecken mit Tüchern bei einem Wickel verstärkt sich dieser Effekt nochmals.

Gewöhnliche Fettarten, wie Schweineschmalz, Talg, Olivenöl oder Leinöl, haben nur eine begrenzte Haltbarkeit. Bei längerer Aufbewahrung werden sie bekanntlich ranzig. Dies geschieht durch die Aufnahme von Sauerstoff aus der Luft. Aus einer sauren Reaktion folgt dann der unangenehme Geruch nach freien flüchtigen Fettsäuren, und genau diese wirken reizend auf epidermisentblößte Hautstellen!

Das in vielen Salben verwendete gereinigte Wollfett Lanolin zeichnet sich durch drei wertvolle Eigenschaften aus: Es wird nicht ranzig, es kann bis zu seinem eigenen Gewicht oder noch mehr an Wasser aufnehmen, wodurch es kühlend wirkt, und es dringt leichter als andere Fettarten in die Haut ein. Vom Typ her ein Triglyzeridfett, enthält es zusätzlich noch Paraffine und viele Stoffe mit Emulgatoreigenschaften, sogenannte Sphingolipide.

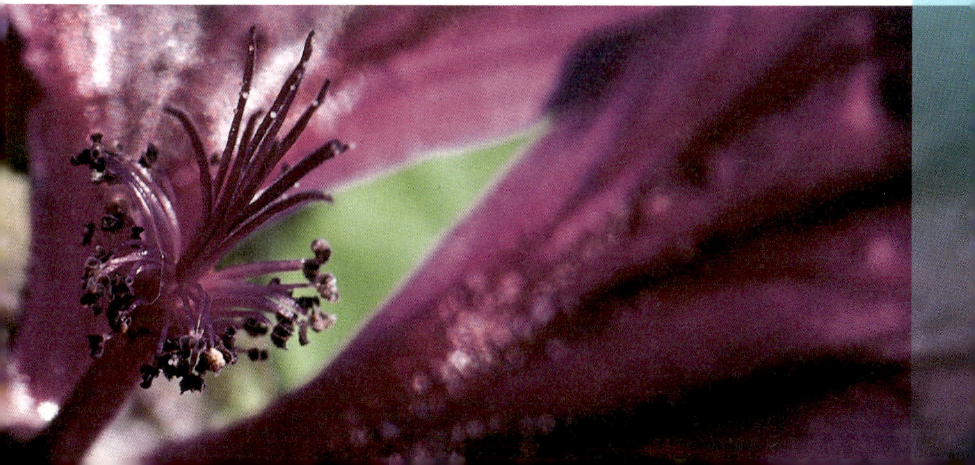

Vaseline, eine zähe, farblose Masse, wird aus rohem Erdöl gewonnen. Sie wird von der Haut nicht resorbiert und ist daher nur für Präparate mit Oberflächenwirkung zu verwenden.

Glyzerin, eine eher dickflüssige, ölige Substanz von süßem Geschmack, macht die Haut weich, erzeugt aber wegen seiner Affinität zu Wasser auf Schürfwunden oder Ähnlichem eine Reizung und kurzes Brennen. Es wirkt schwach antiseptisch, weil es den Mikroorganismen Wasser entzieht.

Fette dienen bei vielen Hautkrankheiten zur Aufweichung von Krusten. Ist der Zweck, fehlendes Hautfett zu ersetzen oder die Haut geschmeidig zu machen, so nimmt man am besten fette Stoffe, die flüssig sind oder einen niedrigen Schmelzpunkt haben und sich leicht in die Haut hineinarbeiten lassen, zum Beispiel Olivenöl. Zu deckenden Salben eignen sich dagegen besser Substanzen, die nicht so leicht schmelzen, zum Beispiel Wachs.

Gerbsäuren bilden mit Eiweiß unlösliche Verbindungen und rufen so eine oberflächliche Verdichtung des Gewebes hervor (vergleiche das Gerben von Häuten zu Leder). Überall, wo eine solche Substanz in Berührung mit dem Gewebe kommt, fällt Eiweiß aus, das heißt es koaguliert. Die Zellen der Oberfläche verlieren die normale weiche Konsistenz und werden in eine kompaktere Schicht umgewandelt. So behandelte Schleimhaut schrumpft daher, und wird blass, da alle kleinen Gefäße kontrahiert oder komprimiert werden. Blutungen werden infolge der Koagula-

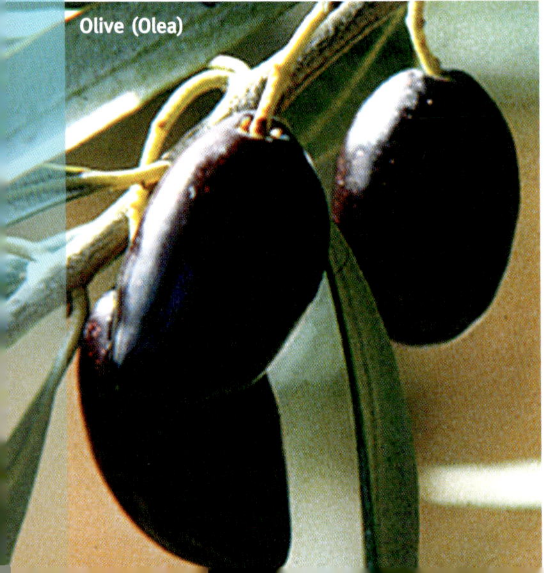

Olive (Olea)

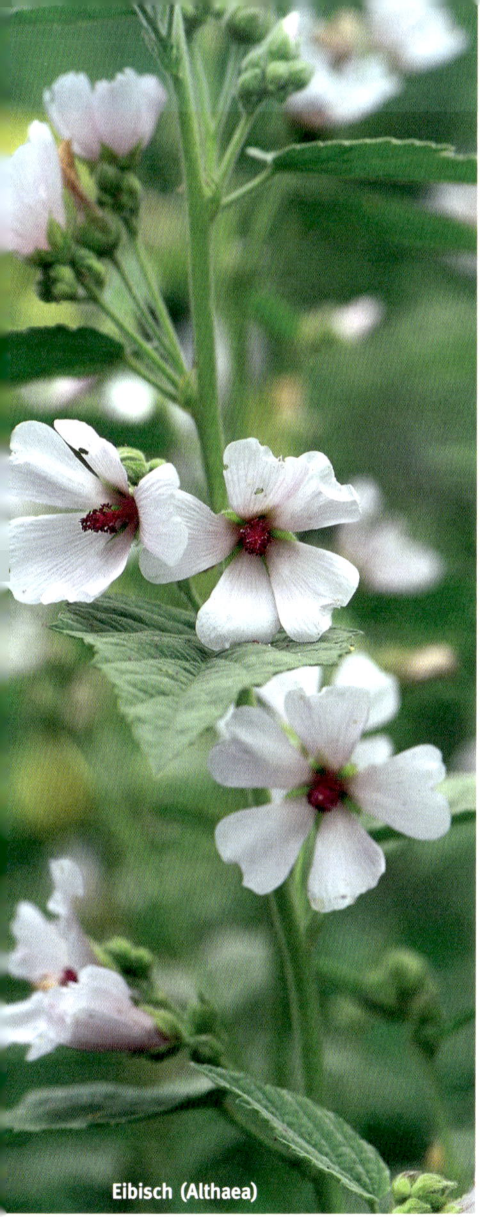

tionsförderung, der Gerinnungsförderung, durch Gerbstoffe gestillt. Durch die Ausführungsgänge dringt das Mittel in die Schleimdrüsen ein, verändert die sezernierenden Zellen ebenso wie die der Oberfläche, und die Absonderung hört damit auf: Die Schleimhaut wird trocken. Diese Vorgänge werden zusammenfassend als Adstringieren bezeichnet. Die meisten Adstringentien wirken ferner schwach lokalanästhesierend, also örtlich betäubend.

Eine letzte, nicht unwichtige Wirkung besteht darin, dass Bakterien in der chemisch veränderten Oberfläche keinen günstigen Boden finden. Gegerbte Haut widersteht der Fäulnis – vergleiche Leder. So können Gerbstoffe oft eine länger andauernde keimtötende Wirkung entfalten als viele der eigentlichen Antiseptika, die im Augenblick stark wirken, aber nicht an der Stelle fixiert werden können und bald wieder fortgespült werden. Adstringentien können in konzentriertem Zustand aber auch ätzend wirken! In verdünntem Zustand finden sie ihre häufigste Anwendung bei Schleimhautkatarrhen, vor allem bei chronischen.

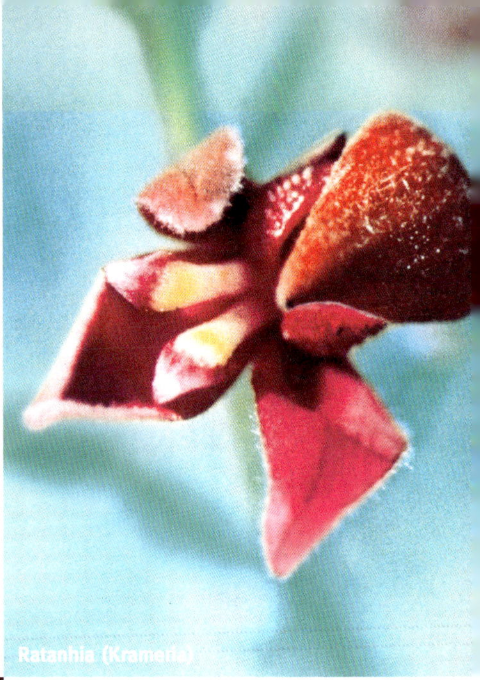

Ratanhia (Krameria)

Liegt dagegen ein akuter Prozess vor, und sind heftige Entzündungssymptome vorhanden, so wirkt die chemische Veränderung der Oberfläche als zusätzlicher Reiz und wird von dem empfindlichen Gewebe mit einer starken Reaktion beantwortet, die sich in vermehrter Schwellung, Rötung und Schmerzen äußert.

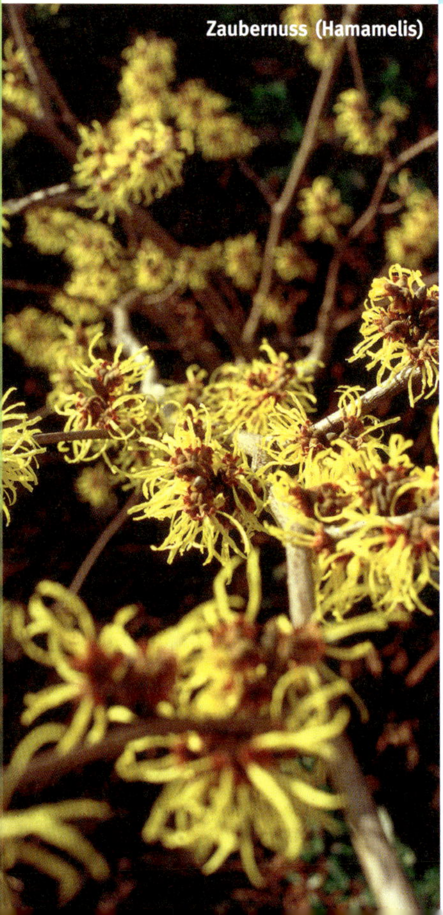

Zaubernuss (Hamamelis)

Als Beispiele für Gerbstoffdrogen können genannt werden: die Kaffee-, Eichen- oder Ratanhiagerbsäure und das Tannin in den Blättern und der Rinde von Hamamelis virginiana, der Virginischen Zaubernuss.

Empfehlung von Präparaten

Im Folgenden werden in Bezug auf Salben, Öle und Essenzen die Präparate der Firmen Wala und Weleda empfohlen. Dies geschieht aufgrund der langjährigen klinischen Erfahrungen, die mit diesen Produkten gesammelt werden konnten. Beide Hersteller machen ausdrücklich darauf aufmerksam, dass bei der Anwendung arnikahaltiger Substanzen in seltenen Fällen allergische Hautreaktionen auftreten können! Außerdem sei darauf hingewiesen, dass viele angegebene Inhaltsstoffe – vor allem Metalle und Giftpflanzen – in potenzierter Form verarbeitet werden und so keine Gefährdungen, zum Beispiel in Form von Schwermetallvergiftungen oder Ähnlichem, bestehen. Alle Präparate sind in Apotheken erhältlich.

Augenprobleme

Augentropfen

Wala Euphrasia (Augentrost) oder Weleda Euphrasia D3
Empfehlenswert vor allem bei Entzündungen mit starker Tränenabsonderung und Lidödemen (bei Allergien)

Wala Chelidonium (Schöllkraut) comp. oder Weleda Chelidonium Rh D4
Regt die Tränenbildung und Tränensekretion bei trockener Bindehautentzündung an

Wala Mercurialis (Bingelkraut, enthält auch Rosenöl)
Empfehlenswert bei trockener Bindehautentzündung und Tränenmangel

Wala Echinacea (Sonnenhut)
Empfehlenswert bei akuter Bindehaut- und Lidrandentzündung

Weleda Gencydo® 0,1% (enthält u. a. Zitrone)
Empfehlenswert bei Heuschnupfen

Weleda Mel (Honig) D3
Empfehlenswert bei Schwächezuständen der Augen und entzündlichen Erkrankungen

Weleda Aesculus (Rosskastanienrinde) Cortex D30 / Lavandula siccata (Lavendel) D6
Empfehlenswert bei Lichtüberempfindlichkeit

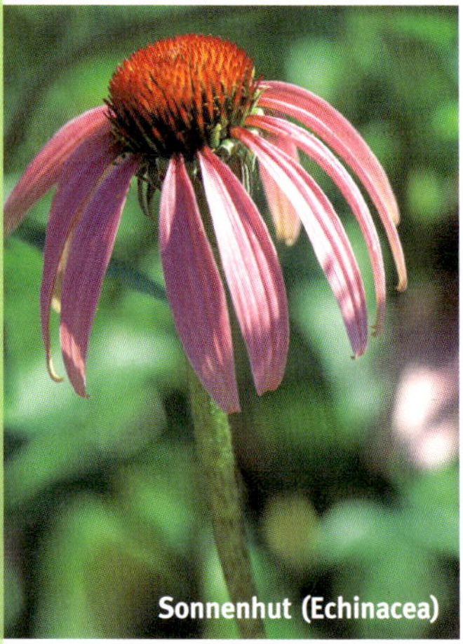
Sonnenhut (Echinacea)

Weleda Resina laricis (Lärchenharz) comp. (enthält auch Ananassaft)
Empfehlenswert bei Ermüdung und Überanstrengung der Augen

Wala Echinacea (Sonnenhut) Quarz comp. (enthält außerdem potenziertes Silber, Tollkirsche und Rose)
Empfehlenswert bei Superinfektion einer allergischen Bindehautentzündung

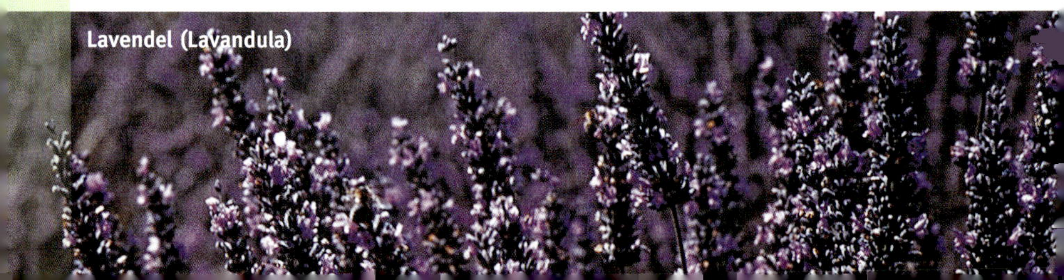
Lavendel (Lavandula)

Bauchbeschwerden

Feuchte Bauchkompresse mit Sauerklee-Essenz (zum Beispiel Wala Oxalis Essenz (Planta tota) oder Weleda Oxalis, Folium Tinktur (20%))
Empfehlenswert bei Neigung zu Verstopfung, Einschlafstörungen überwacher Kleinkinder, die sich vom Tag nicht verabschieden wollen, und zur Bewältigung von Schockeindrücken
Wirkt entkrampfend und regt den aufbauenden Stoffwechsel an
Anwendung: 1 Esslöffel Essenz auf ein Glas warmes Wasser geben (nicht heißer als 40 °C, da sonst die Wirkstoffe zerstört werden). Dann ein doppelt gelegtes Baumwolltuch darin tränken, gut auswringen und auf den Bauch legen. Mit dem Wolltuch umschließen, möglichst ohne Wärmflasche. Die Auflage soll vom Organismus erwärmt werden. Ist dieser nicht kräftig genug, und der Wickel kühlt aus, muss die Anwendung abgebrochen und der Organismus mit Wärmflaschen wieder aufgeheizt werden.

Einreibung
- mit Wala Chamomilla (Kamille) e floribus W (10%) oder Weleda Chamomilla Flos H Öl (10%)
- mit Wala Melissenöl (enthält außerdem noch Majoran-, Kümmel- und Fenchelöl)
- mit Weleda Majorana Salbe (10%)
- mit Weleda Oxalis (Sauerklee) Salbe (30%, auch 10%)
- mit Wala Malvenöl. Vor allem bei Kindern empfehlenswert.
- mit Wala Kupfer Salbe rot, Wala Cuprum/Nicotiana (Tabak) Salbe, Weleda Cuprum met. praep. Ölige Einreibung oder Salbe (0,4%) oder Weleda Cuprum/Tabacum Salbe

Wirkt durchwärmend, krampflösend, entblähend und regt die Peristaltik an

Sitzbad mit Weleda Lavendel-Entspannungsbad

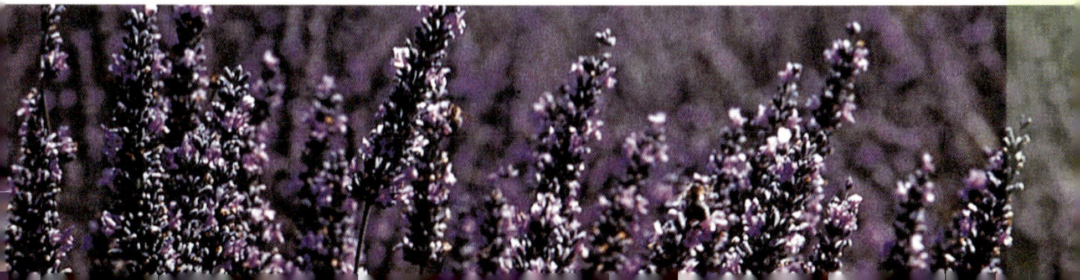

Blasenentzündung

Blasenauflage mit Wala Eucalyptus, Oleum aethereum (10%) oder Weleda Oleum aethereum Eucalypti Öl (10%)

Einreiben des Unterbauches

- mit Wala Kupfersalbe rot oder Weleda Cuprum met. praep. (0,4%)

Eventuell ist auch eine Salbenauflage auf den Blasenbereich oder die Nierengegend über Nacht sehr hilfreich. (Siehe unter „Salbenkompressen“, Seite 26)

- mit Weleda Berberis (Sauerdorn), Fructus Salbe (10%)

Gelenkbeschwerden (chronisch)

Einreibung

- mit Wala Urtica dioica (Große Brennnessel) ex herba W Öl (5%)
- mit Wala Camphora/Hypericum Salbe oder Wala Kampfer-Johanniskrautöl
- mit Wala Birken Rheumaöl (mit oder ohne Arnika; enthält noch Klettenwurzel, Brennnessel, Ameise und Anisöl)
- mit Wala Solum Öl oder Salbe (enthält Moorextrakt, Rosskastanien, Ackerschachtelhalm und Lavendelöl)
- mit Wala Viscum Mali (Apfelbaummistel) ex herba W Öl (5%)

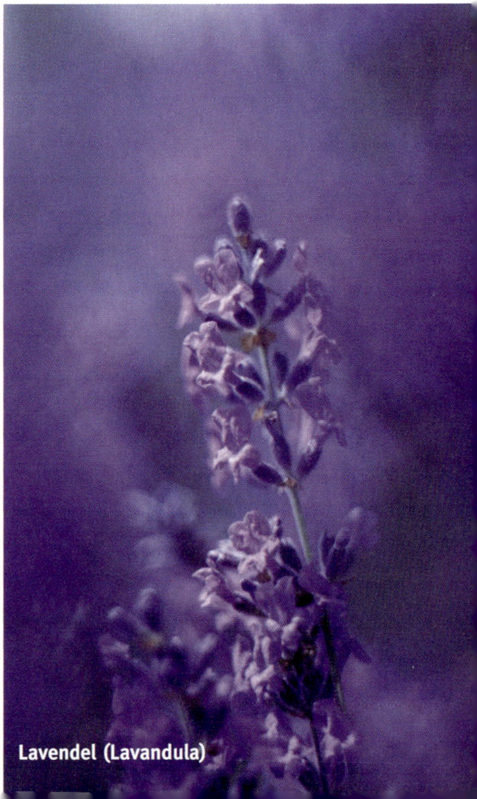
Lavendel (Lavandula)

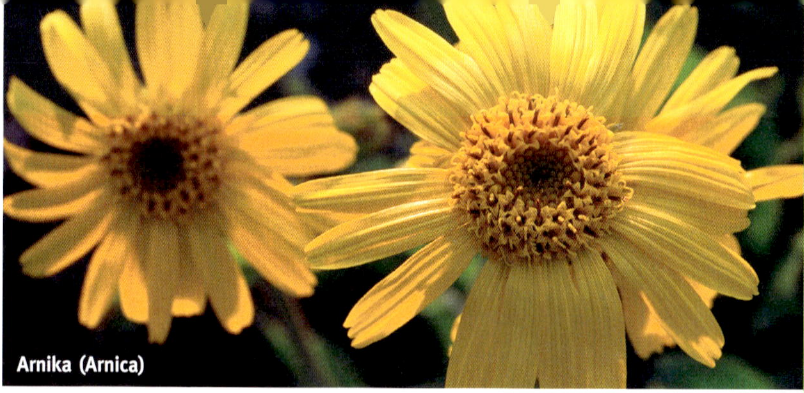
Arnika (Arnica)

- mit Wala Oleum Petrae comp. Öl (enthält unter anderem Erdöl, Kampfer, Wachs und Mandelöl)

Empfehlenswert bei chronisch deformierenden Erkrankungen

- mit Weleda Rosmarin Salbe (10%)
- mit Wala Equisetum ex herba W Öl (5%) oder Weleda Equisetum arvense (Ackerschachtelhalm) Salbe oder Öl (10%)
- mit Weleda Arnica comp./Formica (Ameise) Öl oder Salbe
- mit Weleda Mandragora (Alraune) Salbe (5%)
- mit Weleda Phosphorus Öl (0,1%)
- mit Weleda Quarz Salbe (10%)
- mit Weleda Apis mellifica (Honigbiene) Salbe (1%)

Empfehlenswert auch im akuten Rheumaschub

- mit Weleda Rheumasalbe M (enthält Basilikumkraut, Kampfer, Fluorit, Kastanienknospenöl, Lärchenterpentin, Meersalz, Murmeltierfett und Rosmarinöl)

Bäder

- mit Weleda Edeltannen-Erholungsbad
- mit Weleda Rosmarin-Aktivierungsbad
- mit Wala Solum Badezusatz (enthält Moorextrakt, Rosskastanien und Ackerschachtelhalm)
- mit Wala Rheuma-Badeöl (enthält Birkenblätter, Arnikablüten, Klettenwurzel, Brennnessel, Ameise und Anisöl)

Salbenkompresse mit Zinnsalbe (zum Beispiel Weleda Stannum metallicum Salbe (0,4%))

Anwendung: Eine Metallsalbenkompresse wird anfangs drei Tage nacheinander frisch bestrichen und dann nur noch wöchentlich (siehe unter „Salbenkompressen", Seite 26).

Halsschmerzen

Salbenauflage mit Weleda Archangelica (Erzengelwurz), ethanol. Decoctum Salbe (10%)
Empfehlenswert bei Drüsenschwellungen, zum Beispiel Mumps, Mandelentzündung und Pfeifferschem Drüsenfieber

Gurgeln (stündlich oder mehrmals täglich)

- mit Wala Echinacea (Sonnenhut) Essenz (1 Teelöffel auf 1 Tasse Wasser) oder mehrmals täglich 2–3 Sprühstöße des Wala Echinacea Mund- und Rachensprays (enthält zusätzlich potenziertes Silbernitrat, Ringelblume, Eukalyptus und Salbei)
- mit Weleda Bolus Eucalypti comp. Pulver (1 Teelöffel auf ½ Tasse Wasser oder mehrmals eine Messerspitze im Mund einspeicheln und lutschen; enthält Eukalyptus, Tollkirsche und Honigbiene)
Wirkt erfrischend, entzündungshemmend und schmerzlindernd
- mit Wala Calendula (Ringelblume) Essenz (1 Esslöffel auf 1 Tasse Wasser)

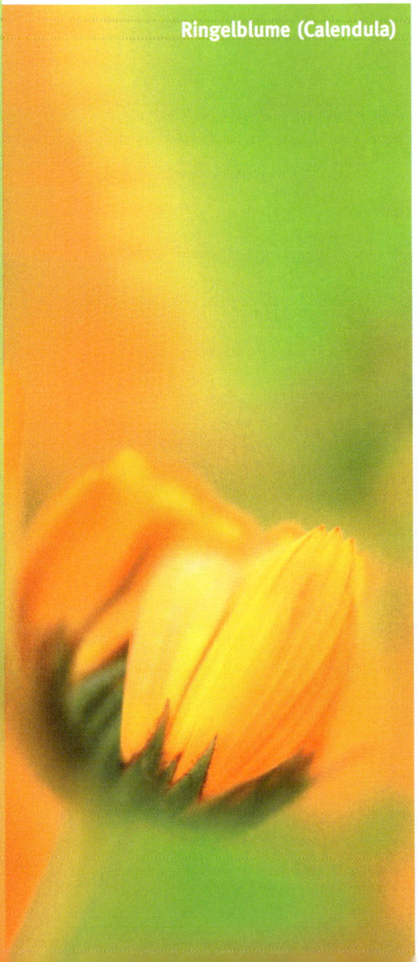
Ringelblume (Calendula)

Hautprobleme

Zur regelmäßigen Pflege hochsensibler Haut eignen sich die Weleda Mandel-Reinigungsmilch und Mandel-Gesichtspflege-Präparate. Diese sind ohne ätherische Öle, synthetische Farb-, Duft- und Konservierungsstoffe hergestellt. Sie wirken beruhigend und stabilisieren die in ihren Reaktionen überschießende Haut.

Trocken

Einpudern mit Weleda Wecesin® Pulver (enthält Arnika (!), Ringelblume, Sonnenhut, Quarz und Antimon)

Einreiben
- mit Wala Mercurialis (Bingelkraut) Salbe (enthält außerdem Ringelblume und Küchenzwiebel)
- mit Wala Rosatum Heilsalbe (enthält Kieselsäure, Geranienöl und Rosenöl)
- mit Weleda Dermatodoron® Salbe (enthält Bittersüß und Lysimachia)
- mit Weleda Urtica dioica (große Brennnessel) Salbe (10%)

Empfehlenswert bei urtikariellem Ekzem mit Juckreiz

Nässend

Einreiben mit Wala Silicea colloidalis comp. Gel (enthält Kieselsäure und ätherisches Zitronenöl)
Empfehlenswert auch bei Neigung zu Hautpilz

Umschläge, Waschungen oder Bäder
- mit Wala Equisetum (Ackerschachtelhalm) Essenz
- mit Wala Quercus (Eichenrinde) Essenz oder Weleda Quercus, ethanol. Decoctum Tinktur (20%)
- mit Wala Aesculus (Rosskastanie) Essenz oder Weleda Aesculus, Cortex, ethanol. Decoctum Tinktur (20%)
- mit Wala oder Weleda Calendula (Ringelblume) Essenz

Hautpilz

Einreiben mit Weleda Argentum (Silber) met. praep. Salbe (0,4%)

Sonnenbrand, leichte Verbrennungen – Sofortmaßnahmen

Kompresse mit Wala Brandessenz (1 Esslöffel auf 1 Tasse lauwarmes Wasser) (enthält kleine Brennnessel, Ringelblume, Thuja, Beinwell, Arnika (!) und Spanische Fliege) oder Weleda Combudoron® Flüssigkeit (1 Teil auf 9 Teile Wasser) (enthält Arnika (!) und kleine Brennnessel)
Wirkt schmerzlindernd, reduziert die Brandblasenbildung
Anwendung: Die Kompressen sollten ständig feuchtgehalten werden.

Auftragen von Weleda Combudoron® Gel (enthält Arnika (!) und kleine Brennnessel)
Anwendung: Das Gel wiederholt dünn auftragen und antrocknen lassen. Vorsicht bei Arnikaüberempfindlichkeit!

Sonnenbrand, leichte Verbrennungen – Nachbehandlung

Leichtes Auftragen
- von Wala Hypericum (Johanniskraut) ex herba Öl (5%) oder Weleda Hypericum, Flos Öl (25%)
- von Wala Calendula (Ringelblume) e floribus W Öl (10%)
- von Wala Rosatum Heilsalbe (enthält Kieselsäure, ätherisches Geranien- und Rosenöl)
- von Weleda Combudoron® Salbe (enthält Arnika (!) und kleine Brennnessel)
Schützt die neugebildete, noch trockene Haut
- von Weleda Wecesin® Salbe (enthält Arnika (!), Ringelblume, Sonnenhut, Quarz und Antimon)
Bewirkt eine Anregung und Strukturierung der Hautregeneration

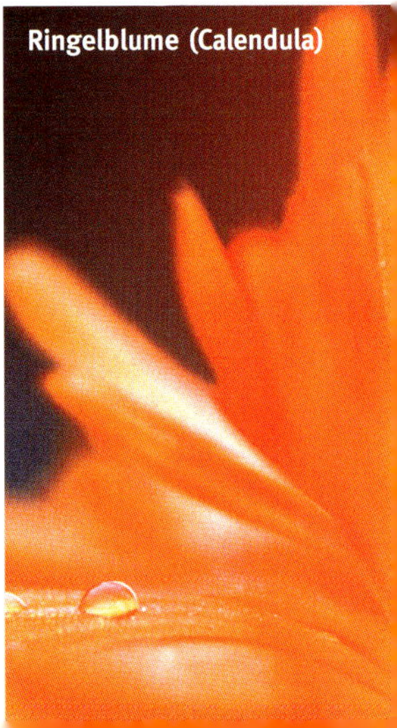
Ringelblume (Calendula)

Warzen

Einreiben

- mit Weleda Thuja occidentalis (Lebensbaum) Salbe (10%)
- mit Weleda Bismutum (Wismut)/Stibium (Antimon) Salbe

Plastikfolienverband

mit Weleda Antimonit (Grauspießglanz) Salbe (1%)

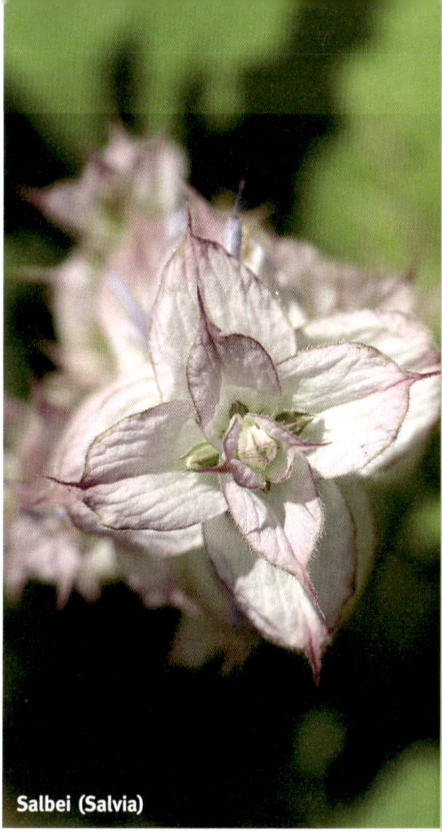
Salbei (Salvia)

Husten, Bronchitis

Warme Ölkompresse

- mit Wala Pinus pumilio (Bergkiefer), Oleum aethereum (10%) oder Weleda Oleum aethereum Pini Pumilionis (10%)
- mit Wala Eucalyptus, Oleum aethereum (10%) oder Weleda Oleum aethereum Eucalypti (10%)
- mit Weleda Bronchialbalsam (enthält ätherische Öle von Eukalyptus, Fenchel, Fichtennadeln, Wacholderbeeren, Pfefferminze, Rosmarin und Salbei)

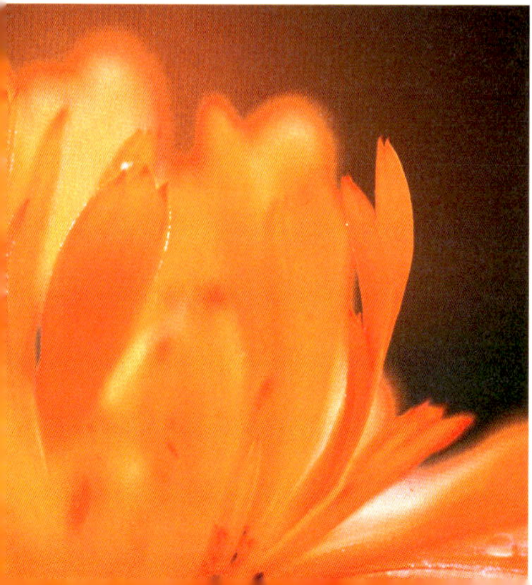

Salbenkompresse mit Wala Plantago Bronchialbalsam (enthält Bienenwachs, Lärchenharz, Kampfer, Eukalyptus- und Thymianöl, Spitzwegerich, Sonnentau und Pestwurz)
Lindert den Hustenreiz
Empfehlenswert ist eine abendliche Anwendung als Brustkompresse, um die Nachtruhe zu verbessern.

Einreiben
⇢ mit Wala Thymus (Thymian), Oleum aethereum Öl (5%)
Empfehlenswert bei krampfartigem Husten und spastischer Bronchitis

⇢ mit Wala Plantago (Spitzwegerich) Bronchialbalsam (Inhalt siehe Salbenkompresse)

⇢ mit Weleda Plantago lanceolata (Spitzwegerich) Salbe (10%)
Wirkt durchwärmend und schleimlösend

Kopfschmerzen

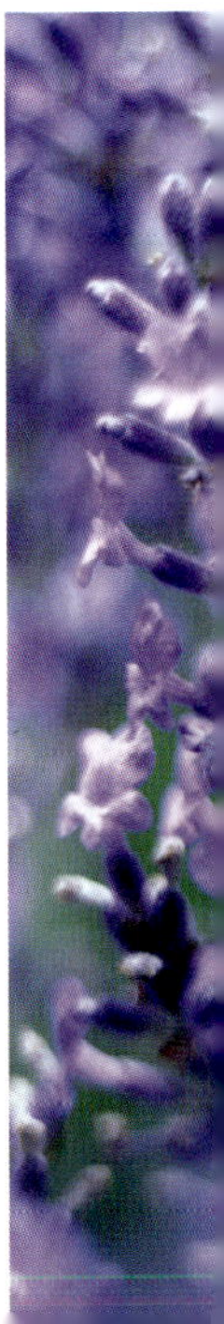

Feuchte Stirnkompresse und heißes Fußbad mit Weleda Lavendel-Entspannungsbad oder Rosmarin-Aktivierungsbad

Nackenkompresse mit Wala oder Weleda Hypericum (Johanniskraut-Öl) (5% bzw. 25%)

Einreibung von Schläfen und Nacken mit Wala Solum Öl (enthält Moorextrakt, Rosskastanie, Ackerschachtelhalm und Lavendelöl)
Empfehlenswert bei Wetterfühligkeit oder Erkältung

Einreibung der Füße, vor allem der Fußsohlen, mit Wala Kupfer Salbe rot oder Weleda Cuprum met. praep. Salbe (0,4%) oder Ölige Einreibung
Wirkt durchwärmend

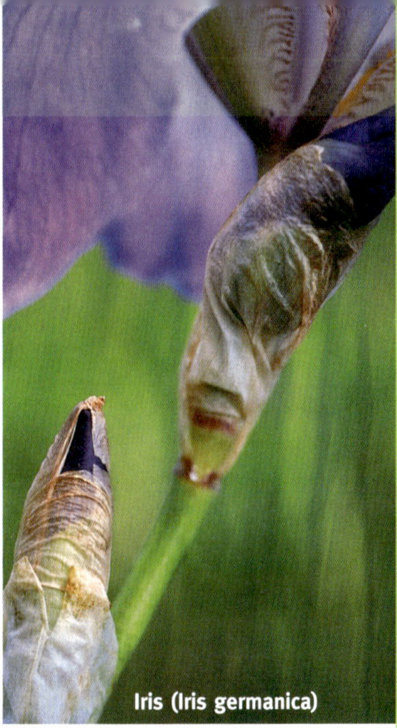

Iris (Iris germanica)

Krampfaderbeschwerden

Sanftes, kreisendes Einreiben (herzwärts) der Beine und Füße

- mit Weleda Calendula (Ringelblume) Wundsalbe
- mit Weleda Hauttonikum oder Weleda Venadoron® (enthalten Arnika (!), Schlehe, Schwertlilie, Zitrone, Zaubernuss, Kieselsäure (und Kupfer))

Kräftigt das träge gewordene, schlaffe Bindegewebe, mindert das Stauungs- und Schweregefühl, regt die Durchblutung und den Stoffwechsel der Haut an und belebt die Flüssigkeitszirkulation

Achtung: Auch hier kann es wegen des Arnika-Anteils selten zu allergischen Hautreaktionen kommen.

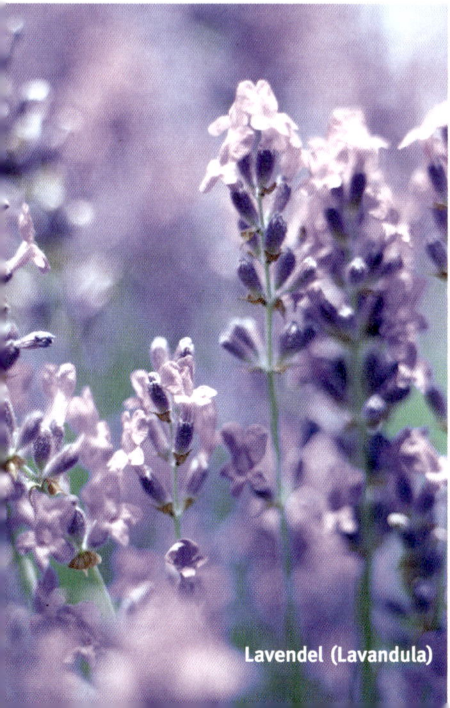

Lavendel (Lavandula)

- mit Wala Citrus (Zitrone), Oleum aethereum Öl (10%)

Wirkt tonisierend und belebend

- mit Wala Aesculus e semine W (Rosskastanie) Öl (5%)
- mit Weleda Hamamelis (Virginischer Zauberstrauch) Salbe (10%)
- mit Weleda Quercus (Eichenrinde), ethanol. Decoctum Salbe (5%) oder Wala Quercus Salbe (enthält auch noch Zaubernuss und Borretsch)
- mit Weleda Borago Salbe (5%)

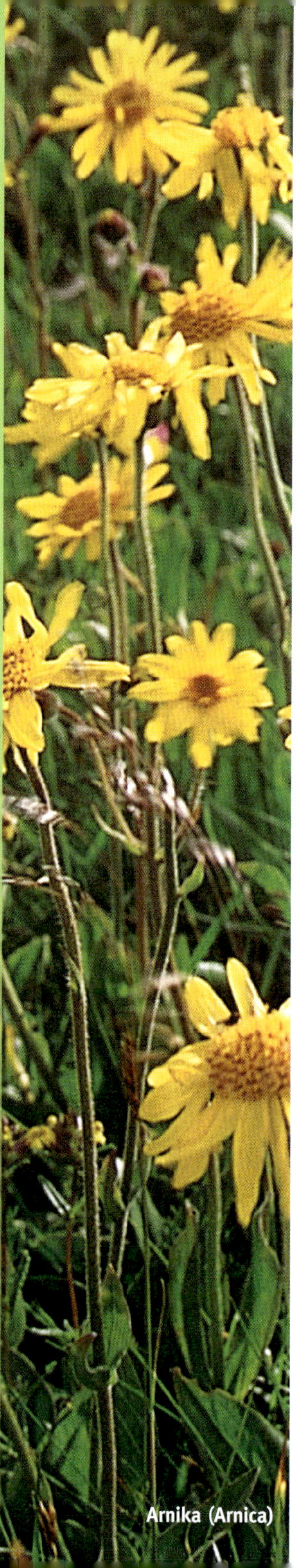
Arnika (Arnica)

Umschläge

- mit Wala Aesculus (Kastanie)/Prunus (Schlehe) comp. (enthält außerdem Borretsch, Eichenrinde und Goldrute), Hamamelis (Zaubernuss), Borago (Borretsch) oder Quercus (Eichenrinde) Essenz (2 Teelöffel auf 1 Tasse lauwarmes Wasser)
- mit Weleda Rosmarin-Aktivierungsbad
- mit Wala Aesculus (Rosskastanie) Essenz oder Weleda Aesculus, Cortex, ethanol. Decoctum Tinktur (20%)

Vollbad mit Weleda Kastanien-Entlastungsbad (enthält Arnika (!), Rosskastaniensamen, Ackerschachtelhalm, Rosmarin- und Wacholderöl)
Strafft das Bindegewebe und verbessert die Flüssigkeitszirkulation
Anwendung: 2–3 Esslöffel vor dem Einlaufen des Wassers in die Wanne geben.
Dauer der Anwendung: 2–3-mal pro Woche in nicht zu warmem Wasser!
Achtung: Allergische Reaktionen auf Arnika sind möglich.

Mundschleimhautentzündungen

Spülen

- mit Weleda Calendula (Ringelblume) Essenz (1 Teelöffel auf 1 Glas warmes Wasser)
- mit Weleda Ratanhia comp. Lösung (15 Tropfen auf ½ Glas Wasser oder unverdünnt einmassieren; enthält u. a. noch Myrrhe und Kastanienrinde), Weleda Ratanhia-Mundwasser (enthält u. a. Ratanhia, Myrrhe und ätherische Öle) oder Weleda Salvia (Salbei) officinalis, ethanol. Infusum (Urtinktur) (30–40 Tropfen auf 1 Glas lauwarmes Wasser)
- mit Wala Echinacea (Sonnenhut) Essenz (1 Esslöffel auf ½ Tasse lauwarmes Wasser) (auch als Wala Echinacea Mund- und Rachenspray; enthält zusätzlich potenziertes Silbernitrat, Ringelblume, Eukalyptus und Salbei)

Einstreichen

- mit Wala Mundbalsam flüssig oder Mundbalsam Gel (enthalten unter anderem Antimonit, Quarz, Sonnenhut, Ingwer-, Nelken- und Rosenöl)

Betupfen

- mit Weleda Rhus toxicodendron Salbe (5%)

Empfehlenswert bei Herpes labialis

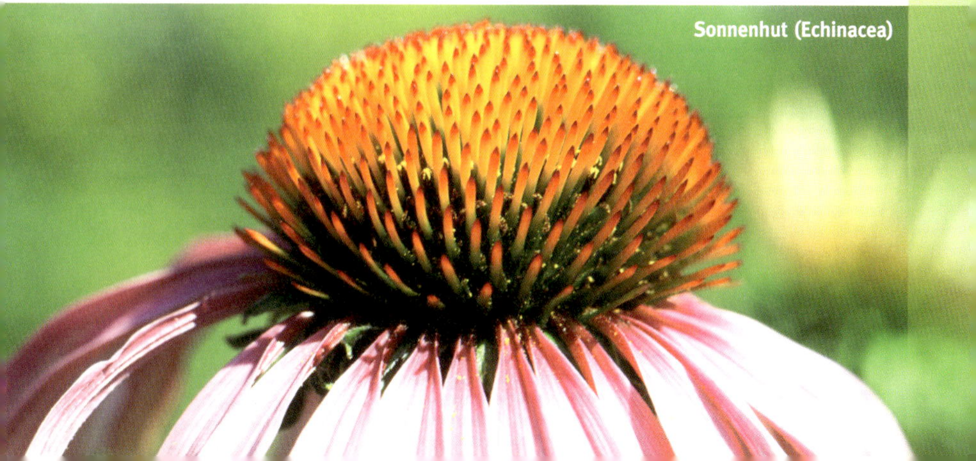
Sonnenhut (Echinacea)

Muskelkater, Muskelverspannungen, Muskelzerrungen

Einreiben

- mit Weleda Arnica comp./Cuprum Öl (enthält außerdem Kupfer, Birkenblätter, Ringelblume, Lavendel- und Rosmarinöl)
- mit Weleda Rheumasalbe M (enthält Basilikumkraut, Kampfer, Fluorit, Kastanienknospenöl, Lärchenterpentin, Meersalz, Murmeltierfett und Rosmarinöl)
- mit Wala Solum Öl (enthält Moorextrakt, Rosskastanien, Ackerschachtelhalm und Lavendelöl)

Empfehlenswert vor allem bei muskulärer Verspannung im Bereich der Gelenke und Wirbelsäule

Nasenbluten

Hochschnupfen von Weleda Stibium (Antimon) met. praep. Verreibung

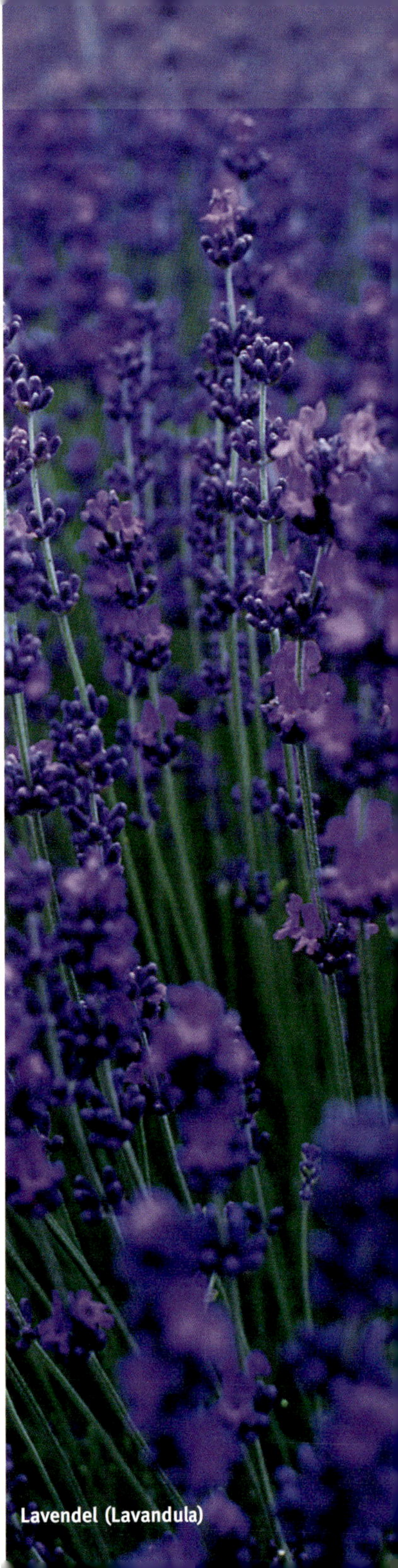

Lavendel (Lavandula)

Nervenschmerzen

Warme Ölkompresse

⇢ mit Wala Aconit (Eisenhut) Schmerzöl (enthält noch Kampfer, Lavendelöl und Quarz) oder Weleda Aconit/Nicotiana (Tabak) comp. Öl

Achtung: Verschreibungspflichtig!

⇢ mit Wala Solum Öl (enthält Moorextrakt, Rosskastanien, Ackerschachtelhalm und Lavendelöl)

Empfehlenswert vor allem bei Wetterfühligkeit, Kälteempfindlichkeit und chronischen Schmerzzuständen wie Stumpfschmerzen nach Amputation

Wirkt schützend und umhüllend

Einreiben

⇢ mit Weleda Balsamischer Melissengeist (enthält Archangelikawurzel, Gewürznelken, Korianderfrüchte, Melisse, Muskatnüsse, Zimtrinde und ätherisches Zitronenöl)

Achtung: Nicht in der Schwangerschaft, der Stillzeit und bei Kindern unter 12 Jahren verwenden!

⇢ mit Wala oder Weleda Rhus toxicodendron (Giftsumach) Salbe (5%) (auch als Salbenverband, siehe unter „Salbenkompressen", Seite 26)

Empfehlenswert nach Gürtelrose und bei Wetterfühligkeit

⇢ mit Wala Kampfer Johanniskrautöl

Bäder

⇢ mit Dr. Hauschka Fichtennadel Bad

⇢ mit Weleda Edeltannen-Erholungsbad

⇢ mit Wala Solum Badezusatz (enthält Moorextrakt, Rosskastanien und Ackerschachtelhalm)

Ohrenschmerzen

Ohrentropfen

- Wala Aconit (Eisenhut) Ohrentropfen
- Wala Levisticum Ohrentropfen oder Weleda Levisticum (Liebstöckel) H Öl (10%)
- Weleda Quarz Öl (1%)

Anwendung: 3–5-mal täglich 1 Tropfen in den Gehörgang einträufeln und mit etwas Watte oder Rohwolle verschließen.
Eventuell zusätzlich handwarmes Wala Aconit (Eisenhut) Schmerzöl auf und hinter die Ohrmuschel auftragen.

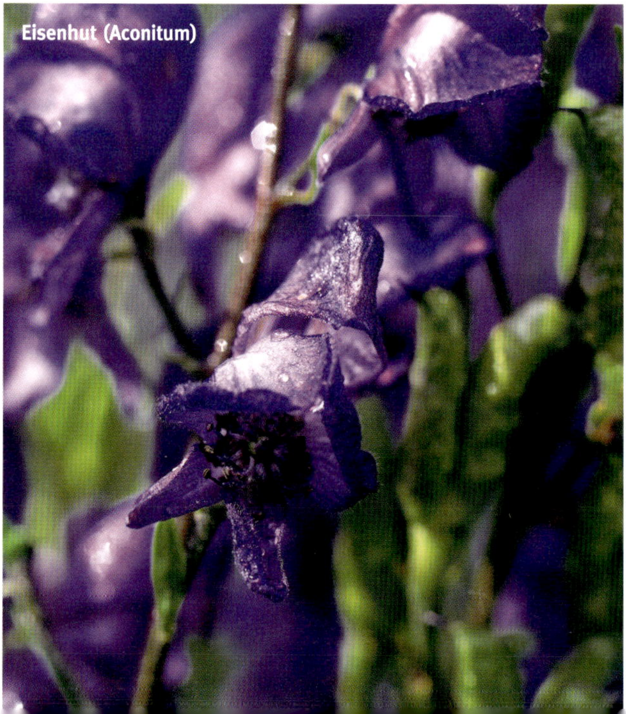
Eisenhut (Aconitum)

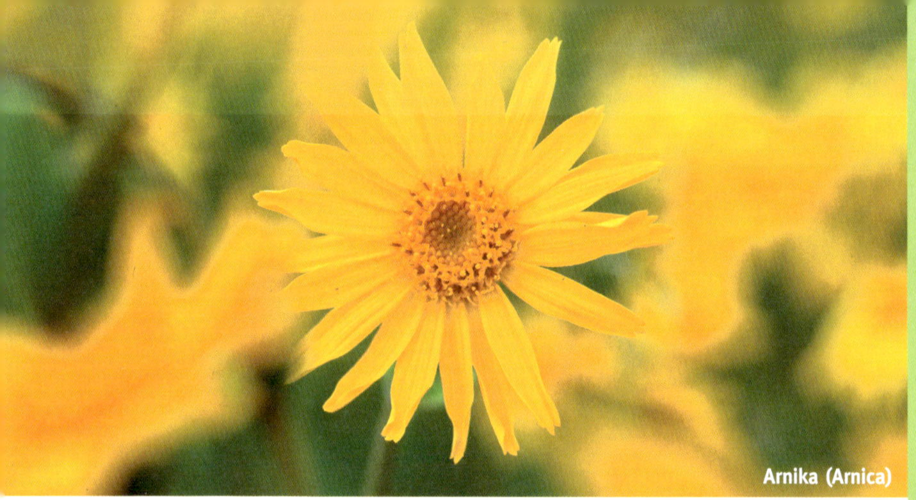

Arnika (Arnica)

Prellungen und Quetschungen – Akutversorgung

Salbenkompresse mit Wala Cuprum/Quarz comp. Salbe (enthält zusätzlich Rosmarinöl)
Fördert die venöse Entlastung und die Formkraft des Gewebes
Achtung: Die Salbenreste sind nur schwer zu entfernen, fettes Öl dazu verwenden!

Umschläge
- mit Wala Arnika Wundtüchern

Achtung: Allergische Hautreaktionen sind möglich.
- mit Wala oder Weleda Arnika-Essenz (1 Esslöffel auf 1 Tasse lauwarmes Wasser)

Anwendung: Die Umschläge sollten ständig feucht gehalten werden.
Achtung: Hautreaktionen auf Arnika sind möglich! Diese Umschläge nur bei unverletzter Haut vornehmen.

Prellungen und Quetschungen – Nachbehandlung

Salbenkompresse mit Wala Arnika Salbe (enthält noch Beinwell und rote Waldameise) oder Weleda Arnica-Salbe (30% oder 10%)

Einreiben zum Beispiel

- mit Wala Lavandula, Oleum aethereum Öl (10%) oder Weleda Lavendelöl (10%)

Achtung: Bei Kindern erst ab 5 Jahren verwenden.

- mit Wala Arnica e floribus W Öl (5%) oder Weleda Arnika, Flos H Öl (10%), -Gelee, -Salbe (10% oder 30%)

- mit Weleda Symphytum (Beinwell), ethanol. Decoctum Salbe (10%) oder Weleda Arnica/Symphytum comp. Salbe (enthält noch Eisenhut, Birkenblätter, Alraune, Rosmarinöl und Lärchenharz)

Achtung: Nicht bei verletzter Haut oder in der Schwangerschaft anwenden.

Schlafstörungen

Einreibung der Füße, der Arme oder des Bauchs

- mit Wala Malvenöl (enthält Johanniskraut, Malven- und Schlehenblüten, Holunderblütendolden, Lindenblüten und Geranienöl)

Empfehlenswert bei Überarbeitung, nervöser Erschöpfung, in der Rekonvaleszenz

- mit Wala Kupfer Salbe rot oder Weleda Cuprum met. praep. Salbe (0,4%)

Wirkt wärmend und entspannend

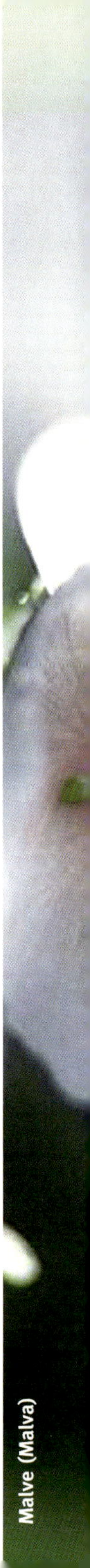
Malve (Malva)

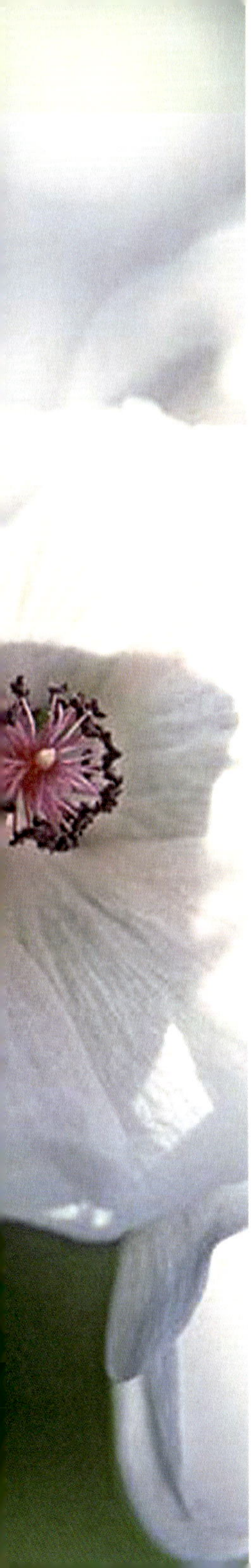

- mit Wala Lavandula (Lavendel), Oleum aethereum Öl (10%) oder Weleda Lavendelöl (10%)
Empfehlenswert bei angespannter, nervöser Unruhe, Überarbeitung

- mit Wala Solum Öl (enthält Moorextrakt, Rosskastanie, Ackerschachtelhalm und Lavendelöl)

Herzkompresse (auch als Auflage auf das Sonnengeflecht oder den Oberbauch) mit Weleda Aurum/Lavandula comp. Salbe (enthält Lavendel- und Rosenöl, Gold) als Salbenläppchen
Empfehlenswert bei nervöser Unruhe, Ängstlichkeit, Sorgen und bedrückenden Gedanken
Rose wirkt harmonisierend, antidepressiv, herz- und kreislaufstärkend; Lavendel wirkt reizlösend und aufbauend.

Vollbad

- mit Dr. Hauschka Lavendel Bad oder Weleda Lavendel-Entspannungsbad
Wirkt beruhigend und entspannend
Anwendung: 1 Esslöffel Bademilch in ca. 34–38 °C warmes Badewasser geben.
Dauer der Anwendung: 10–20 Minuten

- mit Dr. Hauschka Fichtennadel Bad oder Weleda Edeltannen-Erholungsbad
Empfehlenswert bei nervöser Überregbarkeit oder Erkältung

- mit Wala Solum Badezusatz (enthält Moorextrakt, Rosskastanien und Ackerschachtelhalm)
Empfehlenswert bei seelischer Überbeanspruchung, Zivilisationsstress

Schnupfen, Nasennebenhöhlenentzündung

Einreiben der Stirn und links und rechts der Nase (nicht auf Schleimhäute oder Augen!) 2–3-mal täglich mit Weleda Cochlearia armoracia (Meerrettich) Salbe (10%), Weleda Cepa (Zwiebel) Salbe (10%) oder Weleda Vespa Crabro (Hornisse) Salbe (1%)
Wirkt sekretionsfördernd

Einbringen in die Nase
- von Wala Nasenbalsam (enthält Berberitze, Schlehe, Kieselsäure, Perubalsam, Cajeput- und Eukalyptusöl; für Kinder auch ohne ätherische Öle erhältlich)
- von Weleda Schnupfencreme (enthält u. a. Berberitze, Schlehe, Zaunrübe, Kampfer, Sonnenhut, Eukalyptus-, Pfefferminz- und Thymianöl)

Lässt die Schleimhaut abschwellen
Anwendung: Bei starkem Sekretfluss dünn auf die Nasenflügel auftragen.
- von Weleda Nasenöl (enthält Kampfer, Ringelblume, Kamille, Eukalyptus-, Pfefferminz- und Thymianöl)

Empfehlenswert bei trockener Nasenschleimhaut und Neigung zur Borkenbildung
- von Weleda Heuschnupfenspray (enthält Zitronensaft und Quitte) oder Gencydo® Salbe

Empfehlenswert bei allergischer Entzündung
- von Weleda Rhinodoron® Nasenspray mit Aloe Vera (enthält außerdem destilliertes Wasser, Natrium- und Kaliumchlorid in isotonischer Konzentration)

Empfehlenswert bei trockener Nase, (Heu-) Schnupfen und irritierter Schleimhaut
Wirkt befeuchtend und fördert den Sekretabfluss

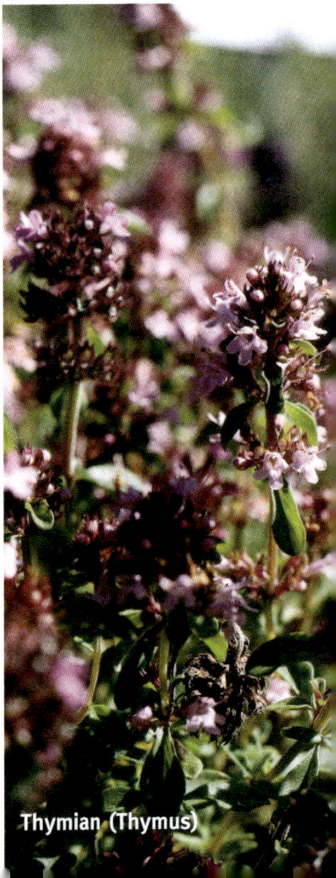
Thymian (Thymus)

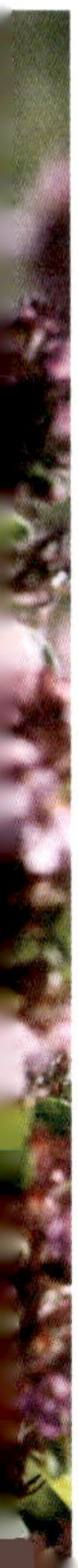

Wunden

Furunkel, oberflächliche Abszesse

Salbenkompresse

- mit Wala Mercurialis (Bingelkraut) Salbe (enthält noch Ringelblume und Zwiebel)
- mit Weleda Bismuthum (Wismut)/Graphites (kristallisierter Kohlenstoff)/Stibium (Antimon) Salbe

Empfehlenswert bei chronischen Eiterungsprozessen

Breiumschlag

- mit Weleda Eucalyptus comp. Paste (enthält zusätzlich Tollkirsche und Honigbiene)

Achtung: Nicht bei Kindern unter 12 Jahre verwenden!
Anwendung: Die Tube im Wasserbad erhitzen, Paste auf ein Tuch streichen, möglichst warm auflegen, abdecken und warm halten.

- mit Wala Bolus alba comp. Pulver (enthält u. a. Birkenkohle, Kamille, Kümmel, Nelkenwurz, Kalmus und weißen Ton) verrührt mit Calendula (Ringelblume) Essenz oder Öl (10%)

Insektenstiche

Betupfen

- mit Wala Brandessenz (unverdünnt verwenden, enthält kleine Brennnessel, Ringelblume, Thuja, Beinwell, Arnika (!) und Spanische Fliege)

Auftragen

- von Wala Wund- und Brandgel (Inhaltsstoffe vergleiche Brandessenz) oder Weleda Combudoron® Gel (enthält Arnika (!) und kleine Brennnessel)

Wirkt kühlend und schmerzlindernd
Anwendung: Wiederholt dünn auftragen und antrocknen lassen.
Achtung: Bei allen Combudoron®-Präparaten kann es in seltenen Fällen durch den Bestandteil Arnika zu allergischen Hautreaktionen kommen.

Schürfwunden, Schnittwunden und Schrunden

Einreiben

→ mit Weleda Calendula (Ringelblume) Wundsalbe

→ mit Wala Calcea Wund- und Heilcreme (enthält Ringelblume und Sonnenhut)

→ mit Weleda Hautcreme (enthält Stiefmütterchen, Kamille, Ringelblume, Mandelöl und Bienenwachs)
Empfehlenswert zum Beispiel auch bei aufgesprungenen Lippen

→ mit Weleda Heilsalbe (enthält Ringelblume, Bingelkraut, Perubalsam, Lärchenharz und Antimon)
Wirkt regenerationsfördernd

→ mit Weleda Quercus (Eichenrinde), ethanol. Decoctum Salbe (5%)
Achtung: Nicht bei Kindern unter 12 Jahren verwenden!

→ mit Weleda Wecesin® Salbe (enthält Arnika (!), Ringelblume, Sonnenhut, Quarz und Antimon)

→ mit Weleda Hamamelis (Virginischer Zauberstrauch) comp. Salbe (enthält noch Antimon)
Achtung: Nicht bei Kindern unter 12 Jahren verwenden!
Empfehlenswert vor allem bei Rhagaden an der Haut-Schleimhaut-Grenze

Verzögerte Wundheilung, eiternde Wunden

Umschläge

→ mit Wala Wund- und Brandgel (enthält u. a. kleine Brennnessel, Ringelblume, Thuja, Beinwell, Arnika (!) und Spanische Fliege)
Anwendung: Das Gel auf die Wunde auftragen und eintrocknen lassen oder unter dem Verband feucht halten.

Bäder oder Umschläge

- mit Wala oder Weleda Calendula (Ringelblume) Essenz (1–2 Teelöffel auf 1 Tasse abgekochtes Wasser)

- mit Wala Hamamelis (Zaubernuss) Essenz

- mit Wala Echinacea (Sonnenhut) Essenz oder Weleda Echinacea angustifolia Tinktur (20%)
Wirken abwehrsteigernd und schmerzstillend

- mit Weleda Mercurialis perennis (Bingelkraut) Tinktur (20%)

Wundränder einreiben

- mit Weleda Calendula (Ringelblume) Wundsalbe
- mit Weleda Mercurialis perennis (Bingelkraut) Salbe (10%)
- mit Weleda Antimonit (Grauspießglanz) Gel oder Salbe (0,4%)

Wundsein

Einreiben

- mit Weleda Calendula (Ringelblume)-Babycreme (enthält außerdem entzündungshemmendes Zinkoxid, Kamille und Bienenwachs)
- mit Wala Calcea Wund- und Heilcreme (enthält Ringelblume und Sonnenhut)
Stabilisiert die strapazierte Haut
Achtung: Der relativ hohe Alkoholgehalt verursacht bei Hautdefekten ein kurzzeitiges Brennen.

Zahnschmerzen

Einreiben des Zahnfleischs mit Weleda Balsamischer Melissengeist (enthält Archangelikawurzel, Gewürznelken, Korianderfrüchte, Melissenblätter, Muskatnüsse, Zimtrinde und ätherisches Zitronenöl)

Literatur

Hademar Bankhofer, „Die Naturheilkunde der Seefahrer“, Albatros Verlag: Düsseldorf 2001

Albertine van Benthem-van Beek Vollenhoeven, Saskia Bos und andere, „Krankenpflege zu Hause“, 3. Auflage, Verlag Freies Geistesleben: Stuttgart 1988

Rudolf Breuß, „Krebs/Leukämie“, Eigenverlag 1986

Hermann Glaser, „Darstellung der äußeren Anwendung von Kohlblättern“, Manuskript für die Sammlung von „Monographien zu Äußeren Anwendungen“ des Verbandes für Anthroposophische Pflege e.V.: Filderstadt

Hermann Glaser, „Die Rhythmischen Einreibungen nach Wegman/Hauschka – menschengemäße Berührung pflegen“, Gesundheitspflege initiativ: Esslingen 1999

Hermann Glaser, „Erfolgreiche Wundbehandlung“, Verlag Urachhaus: Stuttgart 2000

Hermann Glaser, Rolf Heine, Matthias Sauer, Ludger Simon et al., „Praxisintegrierte Studie zur Darstellung der Frühwirkungen von Ingwer als äußere Anwendung“, Verband für Anthroposophische Pflege e.V.: Filderstadt 1992, Neuauflage als „Ingwerstudie“ 2001

Heinz Görz, „Die Natur heilt“, Südwest Verlag: München 1985

Els Eichler, „Wickel und Auflagen“, Verein für Anthroposophisches Heilwesen e. V.: Bad Liebenzell 1982

J. Emanuel Zeylmans van Emmichoven, „Wer war Ita Wegman“, Bd. 1, Edition Georgenberg: Heidelberg 1992

Rolf Heine und Frances Bay (Hrsg.), „Pflege als Gestaltungsaufgabe“, Hippokrates Verlag: Stuttgart 1995

Petra Lange, „Hausmittel für Kinder“, Rowohlt Taschenbuch Verlag: Reinbek bei Hamburg 1996

Mannfried Pahlow, „Das große Buch der Heilpflanzen“, Gräfe und Unzer: München 1993

Mannfried Pahlow, „Hausapotheke“, Bechtermünz Verlag 1997

E. Poulsson, „Lehrbuch der Pharmakologie“, Verlag von S. Hirzel: Leipzig 1919

Simeon Pressel, „Bewegung ist Heilung“, Verlag Freies Geistesleben, Stuttgart

Harold J. Reilly und Ruth H.Brod, „Das große Edgar-Cayce-Gesundheitsbuch“, 8. Auflage, Verlag Hermann Bauer: Freiburg im Breisgau 1987

Werner Christian Simonis, „Vom Wandel der Heilungen", J. Ch. Mellinger Verlag: Stuttgart

Franz Sitzmann (Hrsg.), „Pflegehandbuch Herdecke", 2. Auflage, Springer Verlag: Berlin 1995

Annegret Sonn, Selbstpflege für Pflegende, in: „Pflegezeitschrift" 4/96 bis 3/97, Kohlhammer Verlag: Stuttgart

Rudolf Steiner, „Landwirtschaftlicher Kurs", GA 327, Tb 640, Rudolf Steiner Verlag: Dornach (Schweiz) 1989

Rudolf Steiner, „Geisteswissenschaft und Medizin", GA 312, Tb 677, Rudolf Steiner Verlag: Dornach (Schweiz) 1990

Emily Thacker, „Das große Buch vom Essig", Reuille Verlag: Nyon (Schweiz) 1995

Maya Thüler, „Wohltuende Wickel", 7. Auflage, Eigenverlag 1995

Maria Treben, „Gesundheit aus der Apotheke Gottes", 17. Auflage, Verlag Wilhelm Ennsthaler: Steyr (Österreich) 1984

Wala, „Arzneimittelverzeichnis", 28. Auflage 3/2006, Wala-Heilmittel GmbH: Eckwälden/Bad Boll

Wala, „Heilpflanzen in Haut- und Massageölen", Wala-Heilmittel GmbH: Eckwälden/Bad Boll

Weleda, „Arzneimittelverzeichnis", 20. Auflage 2002, Weleda AG Heilmittelbetriebe: Schwäbisch Gmünd

Register